脳がみるみる若返る

脳トレ

間違い探し

ちょっと難しいのが脳に効く

諏訪東京理科大学教授
篠原菊紀
監修

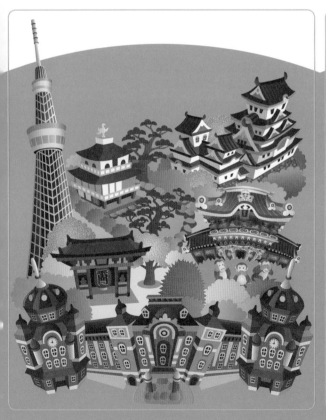

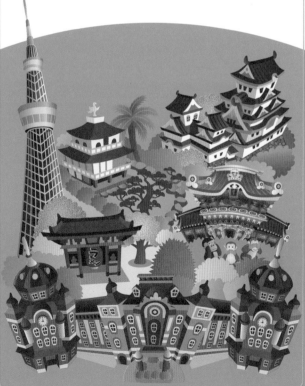

ナツメ社

日本の観光地

間違い **7** か所 ▶ 答えは
113ページ

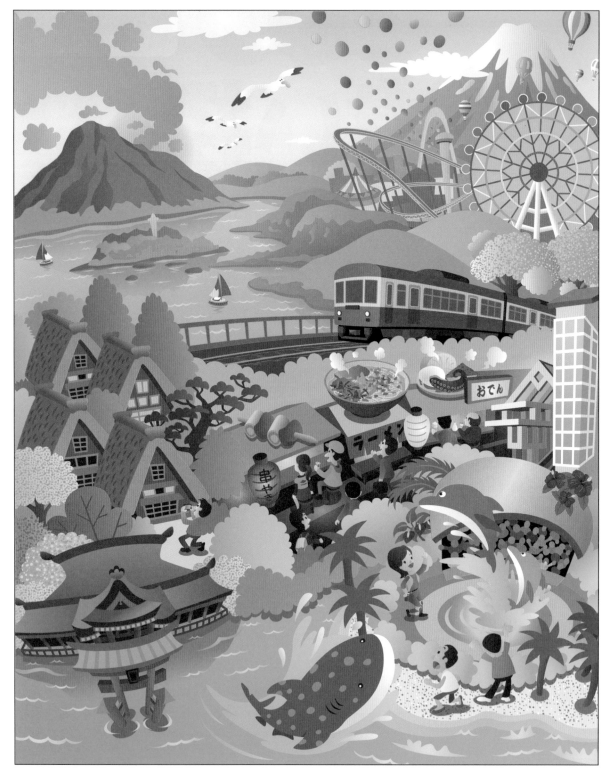

本書のPart1（10〜40ページ）に登場する観光地をいくつか盛り込んだ、間違い探しです。左と右の絵で、違うところを探すとともに、どんな観光地が描かれているか、探すのも楽しいですよ。

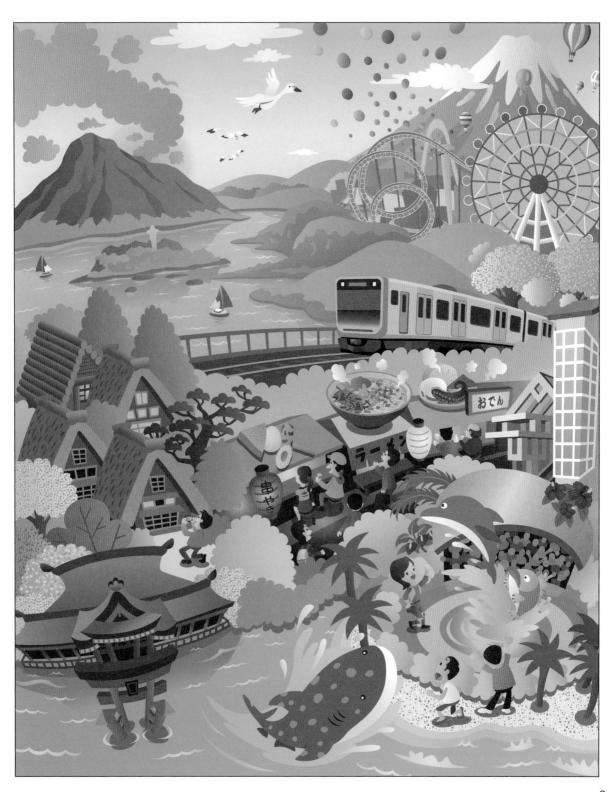

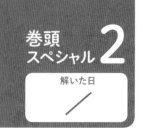

年中行事・風物詩

間違い **7** か所 ▶ 答えは 113ページ

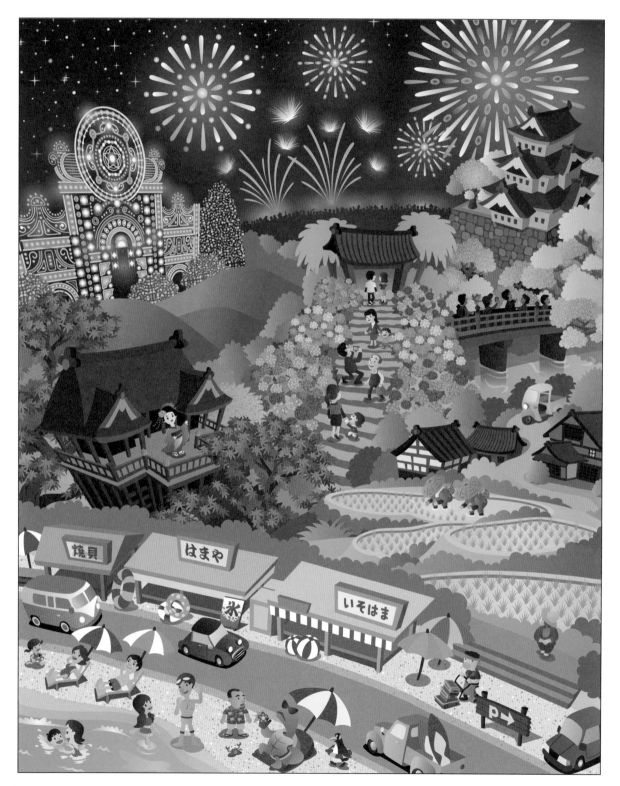

焼貝　はまや　氷　いそはま

美しい日本の四季の風景を描いた間違い探しです。本書のPart6（90〜112ページ）に登場する年中行事や風物詩がいくつか盛り込まれています。どんな季節のどんな場所が描かれているか、考えながら間違いを探してください。

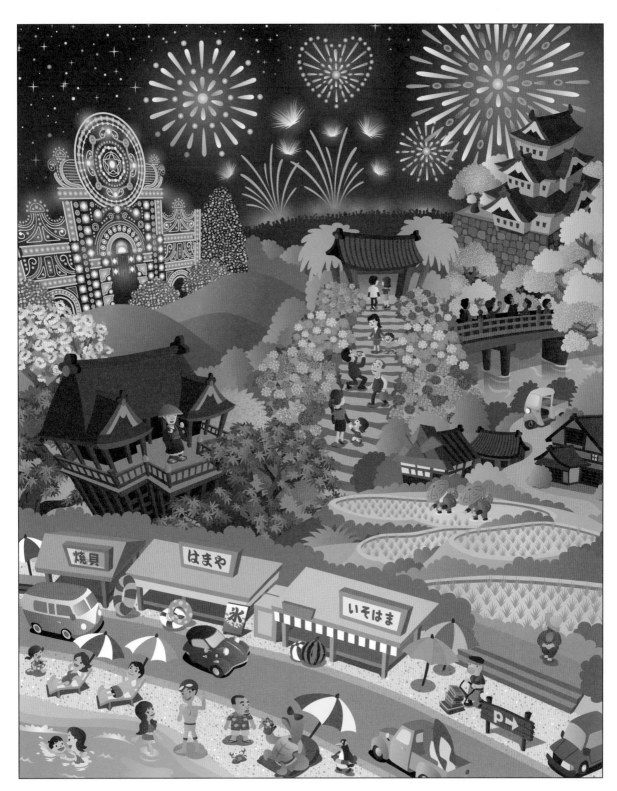

間違い探しで脳の活動を高めましょう

諏訪東京理科大学　篠原菊紀

間違い探しは
ワーキングメモリを使う脳トレ

　本書は、ふたつの絵を見くらべてちがいを見つけ出す「間違い探し」を、たっぷり楽しみながら脳を鍛える1冊です。間違い探しは、脳の活動を高める、脳のトレーニング、「脳トレ」に役立つのです。

　脳トレではとくに、脳内のメモ帳である「ワーキングメモリ」という機能をしっかり使うことが重要です。絵の細かなところまでを注意深く確認する間違い探しでは、そのワーキングメモリがしっかり使われます。

　ワーキングメモリとは「何かを覚え（メモリ）、処理をする（ワーキング）」機能のこと。たとえば、「間違い探し」という言葉を覚えてください。そして目を閉じて、「間違い探し」を逆から言ってみましょう。

　言えましたか？「間違い探し」がいったん脳にメモされ、それを逆さから言う、という作業か行われましたね。「脳内のメモ帳」が意識できたのではないでしょうか。

ワーキングメモリは
使うほど鍛えられ使わないと衰える

　子どもは最初、短い文章しか読めず、理解もできませんが、だんだんと長文を読んで理解できるようになっていきます。それは、ワーキングメモリが発達し、文章が脳のメモ帳に入って処理し続ける力がつくから。さらにこの能力を使って暗唱や暗算をしたり、頭の中で段取りを組んだりすることができるようになっていきます。

　そのように、ワーキングメモリの機能は、使えば使うだけ活性化していき、反対に使わなければ衰えてしまいます。そして、ワーキングメモリのトレーニングをおこなうと、子どもでも高齢者でも、認知機能テストの成績がよくなることが報告されています。

脳トレは成績のよしあしではない
大切なのは挑戦すること

　脳の活動を調べると、慣れないことに挑戦したときや苦労しているときに、ワーキングメモリにかかわる脳の前頭前野という部分が強く活性化します。しかし、その頭の使い方に慣れてくると鎮静化していき、脳の活性にはつながらなくなってしまいます。毎日、習慣的になった活動をしているだけでは、脳は鍛えられないということです。

　そこで、本書のような、非日常的な刺激となる脳トレが有効なのです。

　また、脳トレでは、成績のよい悪いは関係ありません。むしろ悪いほうがトレーニング

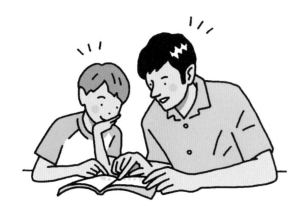

のしがいがあるといえます。ふだん使わない脳を活性化するには、苦手なことや、めんどうだと思うことをするほうが大きな刺激になるからです。脳に負担をかける、挑戦することが大切なので、できそうもないとやめてしまうのではなく、前向きに取り組んで、頭をしっかり使いましょう。

プログラミングに欠かせない
空間認知力も高まる

絵を使った脳トレは「空間認知力」も鍛えます。空間認知力とは、目の前にあるものの位置関係を把握する能力です。自転車や自動車の運転をしたり、キーボードを打ったり、地図を見ながら目的地に向かったりすることができるのは、この能力のおかげです。これが衰えると、的確な判断ができなくなったり、判断に時間がかかったりするようになってしまいます。

またこの能力があると、目の前にものがなくても想像し、視覚的にイメージすることができるようになります。このような多次元の

ことを把握する力はプログラミング能力に通じ、小学校教育に導入されたプログラミング学習に欠かせないものです。

楽しく解いて
難問にも挑戦しよう！

本書の間違い探しは、下記のようにものの位置がずれていたり、大きさが若干変わっていたりという、些細な違いも散りばめています。Part5では、回転している絵を見くらべる問題も多く掲載しました。これらの問題は、相当に骨が折れると想像されますが、空間認知力は大いに鍛えられるでしょう。

また、問題の50～70％くらいができると、やる気や意欲にかかわる脳の線条体の活動が高まることが知られています。本書の間違い探しはすべて、比較的簡単に見つけられる間違いと、なかなか見つけられない間違いを、7対3ほどの割合でつくりました。爽快に解いて意欲を高め、難しい間違いにも根気強く挑戦してください。さあ、好きな問題から解いていきましょう！

見つけてください！

こんな「間違い」もあります。

本書のPart 1～4、6の「間違い探し」には、
形が違うだけでなく、
以下のような違いも含まれています。

❶ 位置が少し違う
❷ 大きさが少し違う
❸ 色が違う

＼難問もあるので、じっくり挑戦してください。／

少しだけズレている

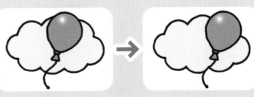

少しだけ小さい

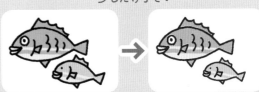

もくじ

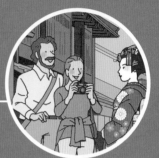

Part 1

日本の
観光地をめぐる

一度は訪れてみたい、
日本各地の魅力ある観光地を集めました。
間違いは、少しのズレや大きさの違いも含まれます。
よ〜〜く見くらべて、間違いを探し出してください。

オホーツク海で流氷見物(北海道)

間違い **7** か所 ▶ 答えは 113ページ

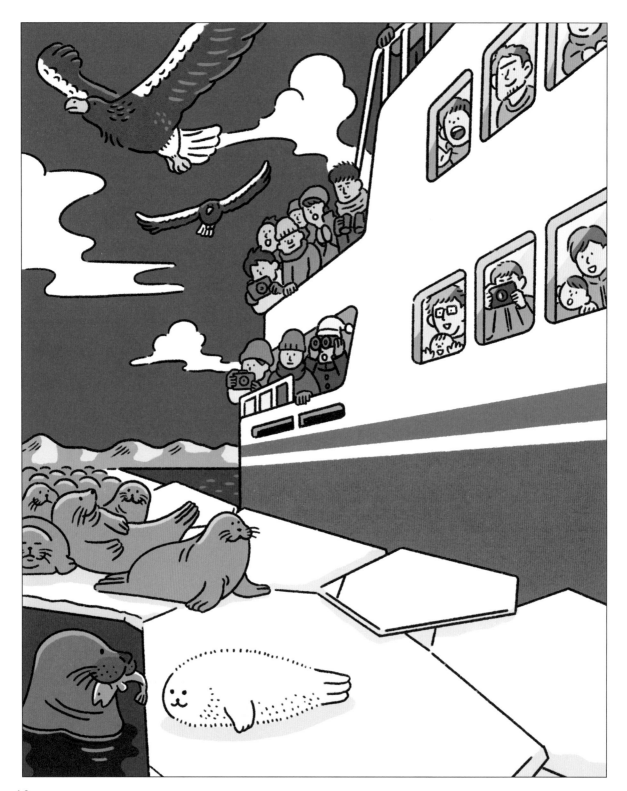

1月末から3月中旬、北海道の北東の海、オホーツク海には、遠くシベリアから大きな氷の塊が流れ着く。風に流され、はるばるやってきたこの流氷を、海上から楽しめるのが、紋別や網走から発着する流氷砕氷船だ。アザラシや鷲に出会えることも！

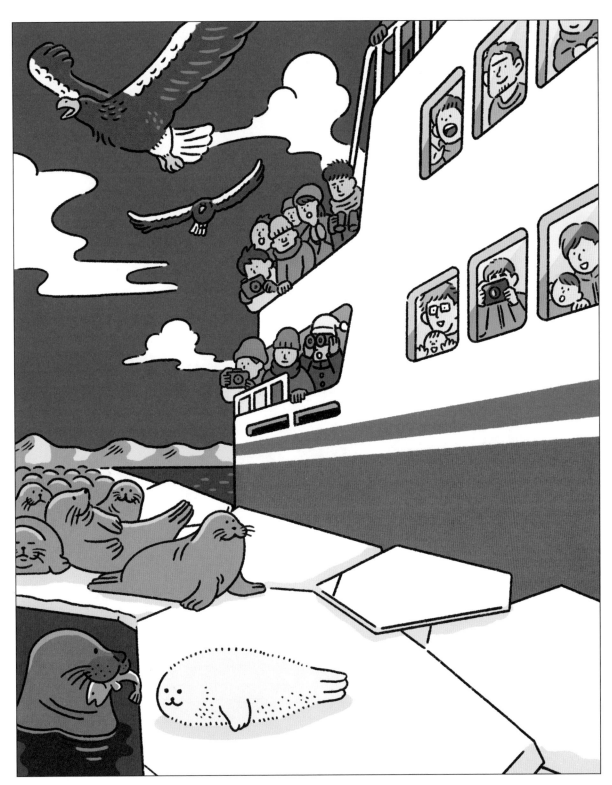

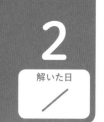

2

解いた日

／

乳頭温泉（秋田県）
にゅうとうおんせん

間違い **7**か所　▶ 答えは 113ページ

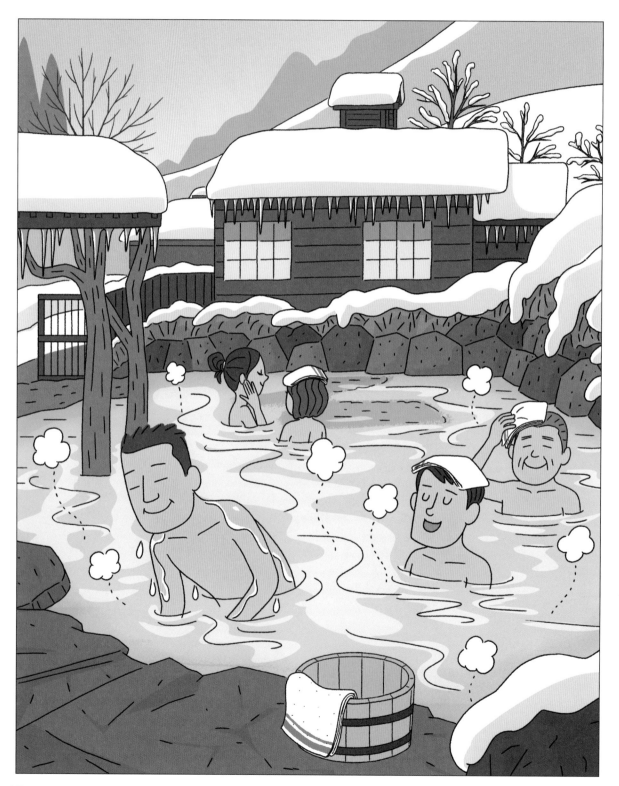

一度は行ってみたい憧れの秘湯といえば、ここ乳頭温泉。十和田・八幡平国立公園の乳頭山麓に、源泉の異なる7つの一軒宿が点在する。乳白色の硫黄泉、あるいは、湯の花が舞う無色透明の硫黄泉、褐色の濁り湯などなど、湯めぐりも楽しい。山間の地の雪見風呂は風情たっぷり。

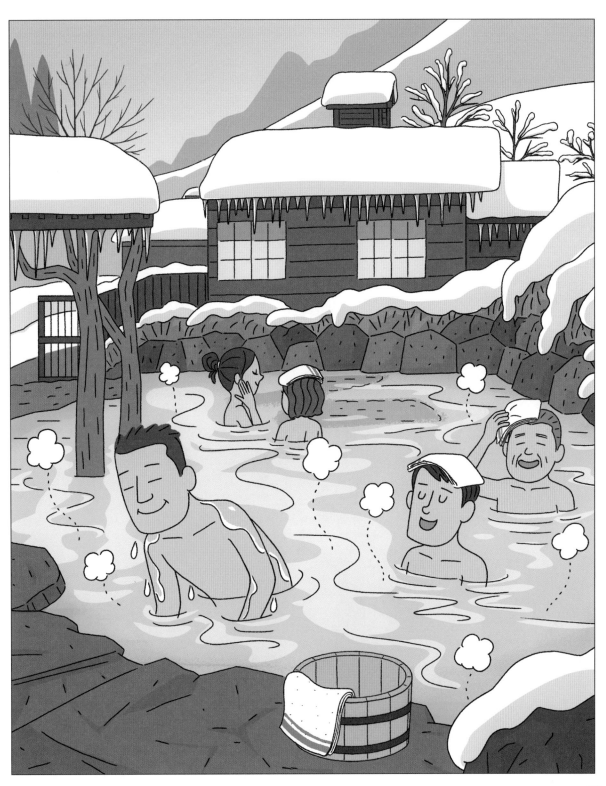

江戸ワンダーランド日光江戸村（栃木県）

間違い **8** か所　▶ 答えは 114ページ

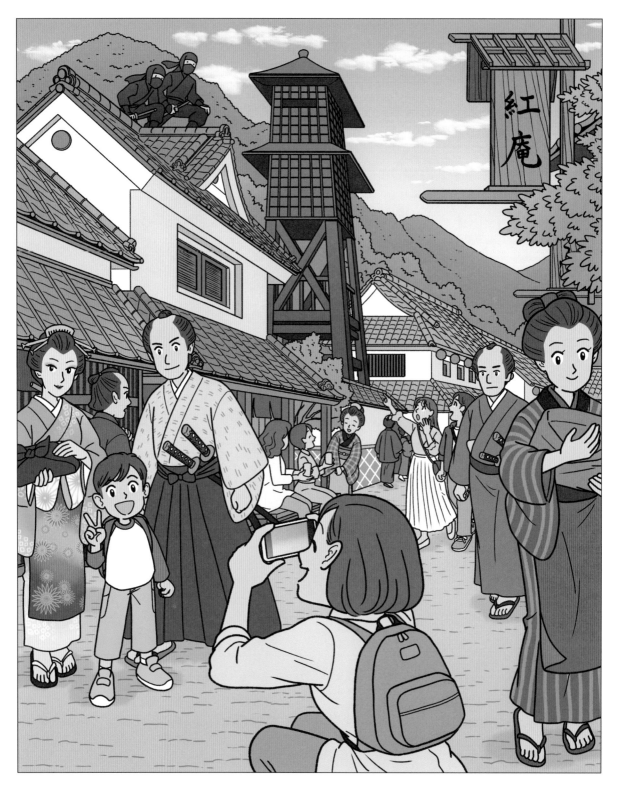

江戸時代を再現したテーマパーク。江戸時代中期（元禄から享保年間）の町並みを、武士や商人、町娘など、江戸の人々が行きかう。花魁道中や忍者活劇などのエンターテインメントのほか、江戸時代のコスプレも人気で、町並みや店の中などで写真を撮るのも楽しみのひとつ。

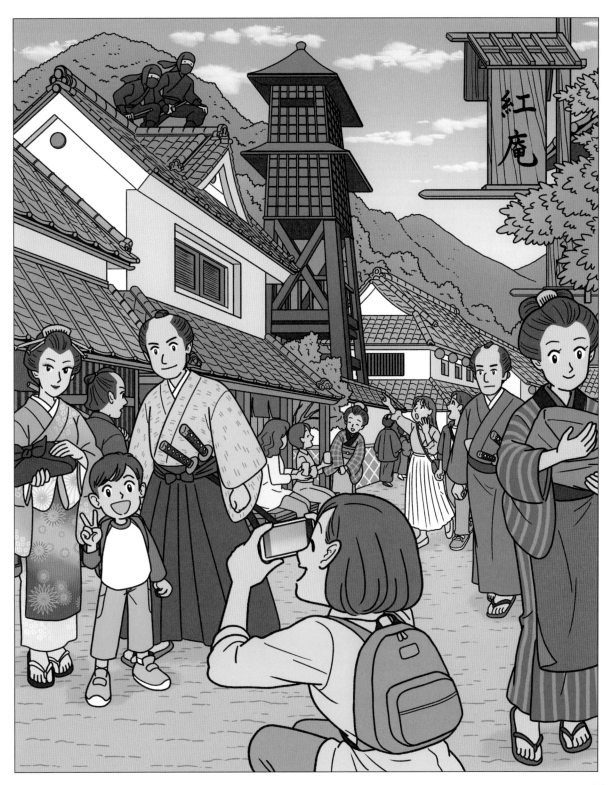

浅草雷門（東京都）

<ruby>浅<rt>あ</rt>草<rt>さ</rt>雷<rt>く</rt>門<rt>さ</rt></ruby>

間違い **8** か所 ▶ 答えは 114ページ

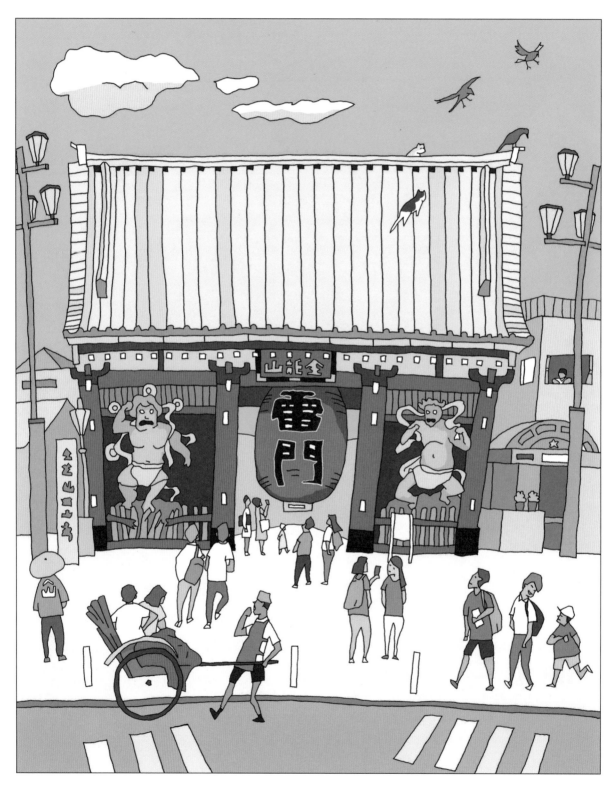

東京観光のシンボルである雷門は浅草寺の総門で、正式名称は「風雷神門」。その名の通り、風神、雷神が左右に配されている。幕末に焼失していたのを、昭和35（1960）年に松下幸之助の寄進で再建。大提灯は何度か新調されていて、最近では2020年にかけ替えられた。

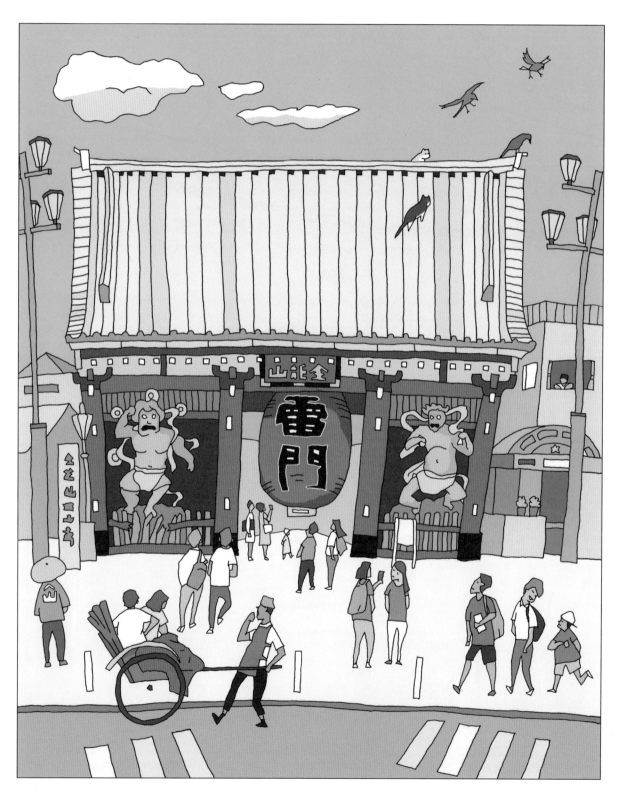

江ノ電の走る湘南（神奈川県）

間違い **8** か所 ▶ 答えは 114ページ

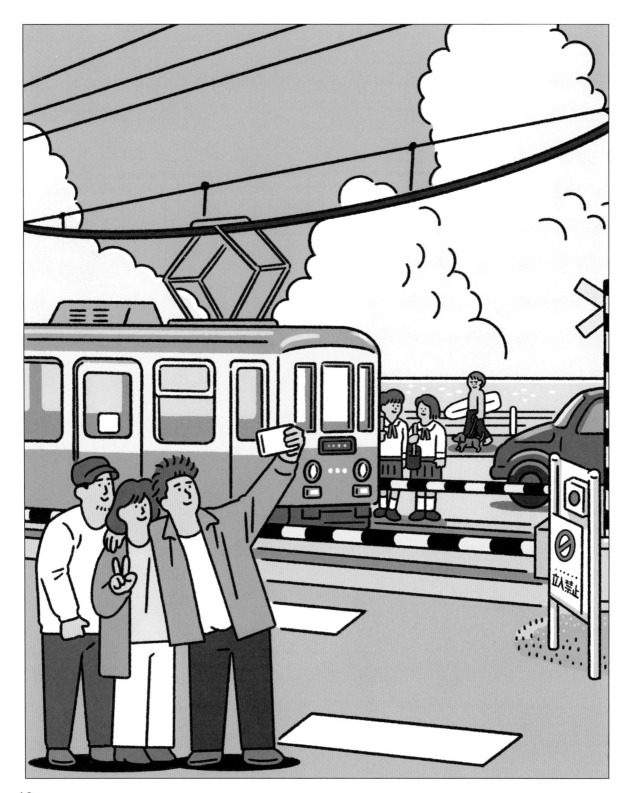

海や住宅街の際を走る江ノ島電鉄線は、レトロな駅舎や、単線をいく風情ある車両が魅力のローカル線。連休には車内がぎゅうぎゅうになるほどの人気。なかでも「鎌倉高校前駅」の横にある踏切は、映画やアニメなどに多く登場し、人気の撮影スポットになっている。

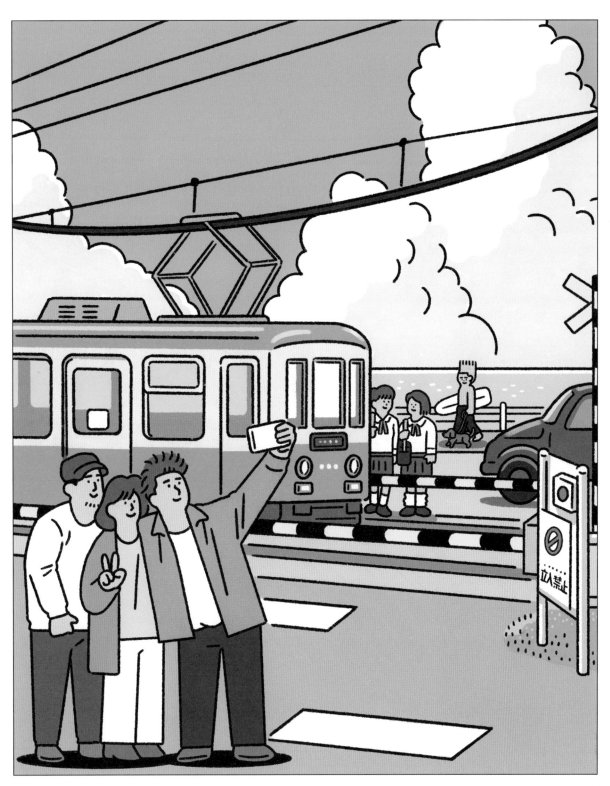

富士山と富士急ハイランド（山梨県）

間違い **8**か所 ▶ 答えは114ページ

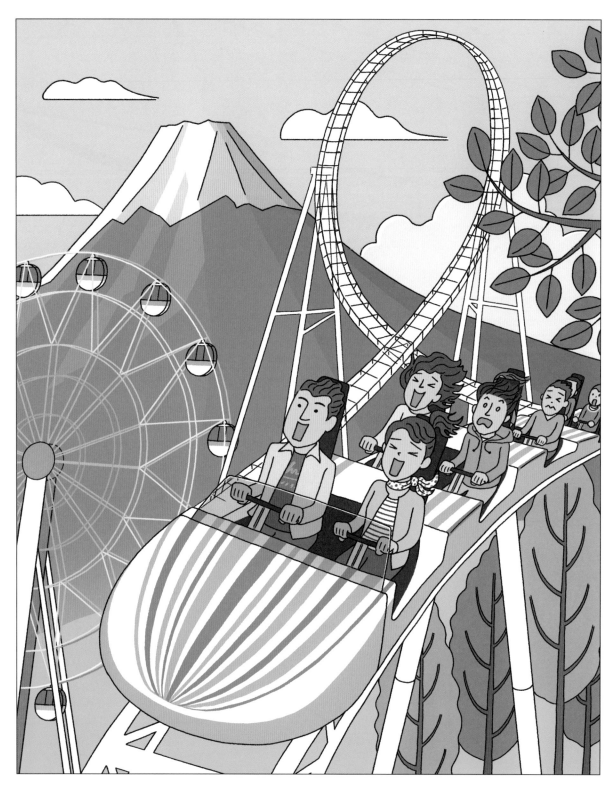

富士山の裾野にある、絶景も楽しめる遊園地。全長2045m、最大落差70mのジェットコースターでは、20階建てのビルから急降下するようなスリルが味わえる。2021年夏には、青々とした樹海と美しい富士山の姿を間近に一望できる、高さ55mの展望台がオープン。

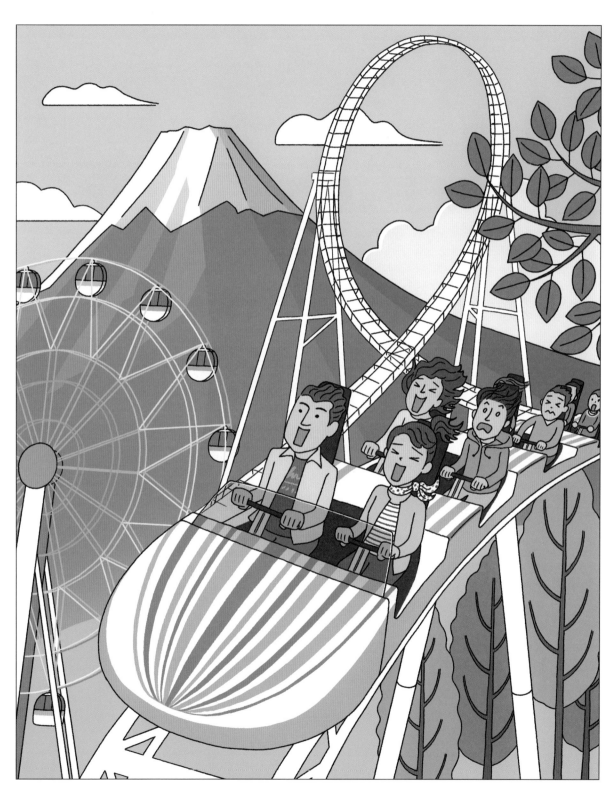

白川郷 （岐阜県）

間違い **8** か所 ▶ 答えは 115ページ

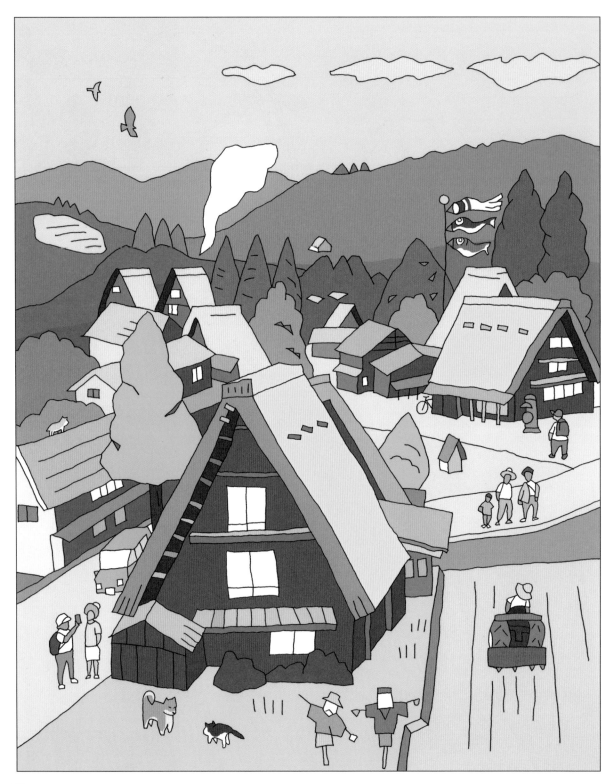

1995年にユネスコ世界遺産に登録された合掌造り集落。江戸時代末期から明治時代末期までに建てられたかやぶき屋根の家々が並ぶ。雪深い地で、雪が滑り落ちるよう急こう配にした屋根が合掌の形に見えることから合掌造りの名がついた。屋根の下では養蚕が行われた。

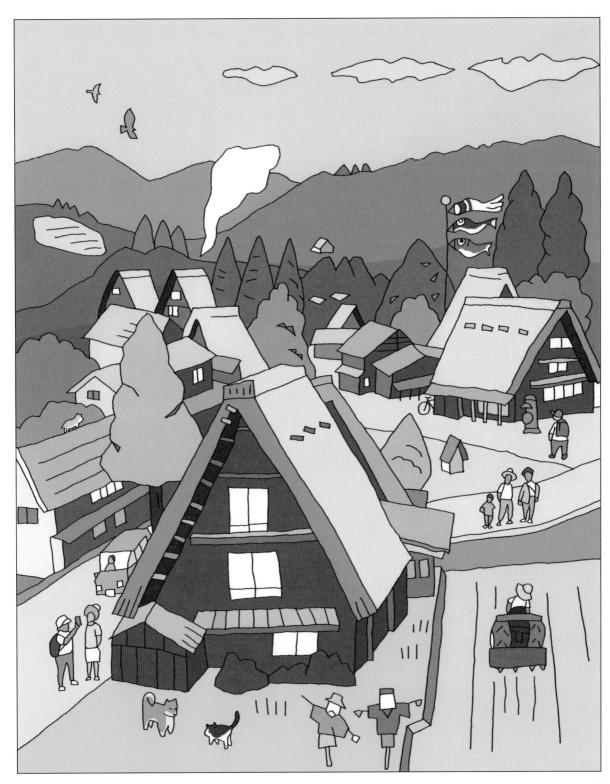

祇園　花見小路通（京都府）

間違い 8 か所 ▶ 答えは 115ページ

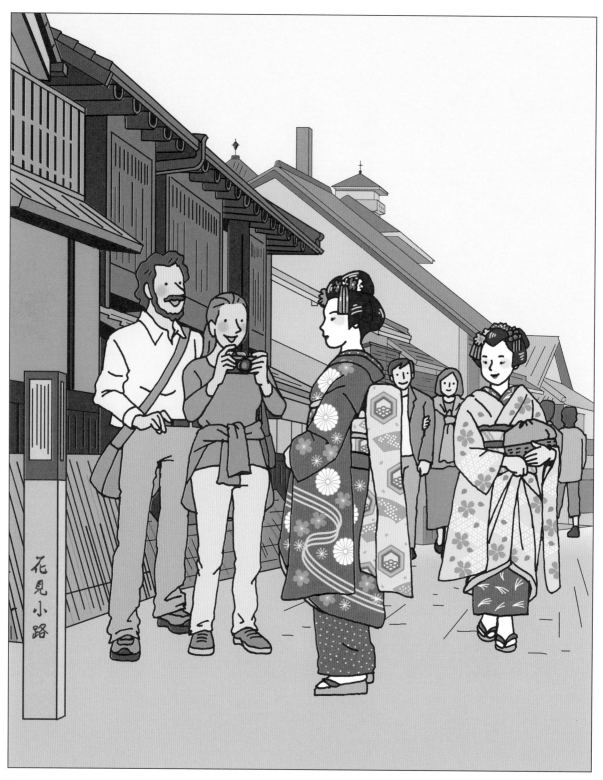

紅殻格子に犬矢来というお茶屋の家並みが続く、祇園のメインストリート。角に立つ「一力亭」は、「仮名手本忠臣蔵」に登場することでも知られる格式高いお茶屋。道を一本入ると舞妓さんが芸事を習う女紅場学園や舞台のある歌舞練場があり、舞妓さんや芸妓さんの姿も見られる。

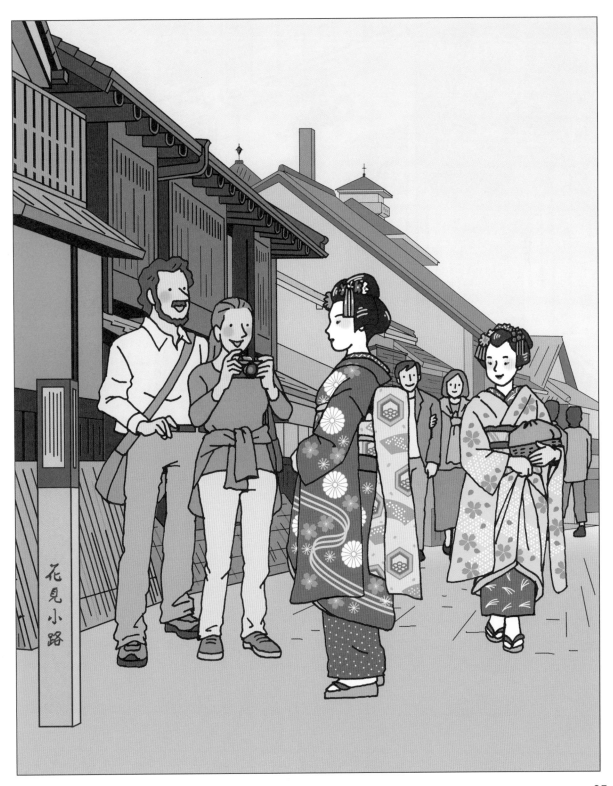

道頓堀　戎橋（大阪府）

間違い **8** か所　▶ 答えは 115ページ

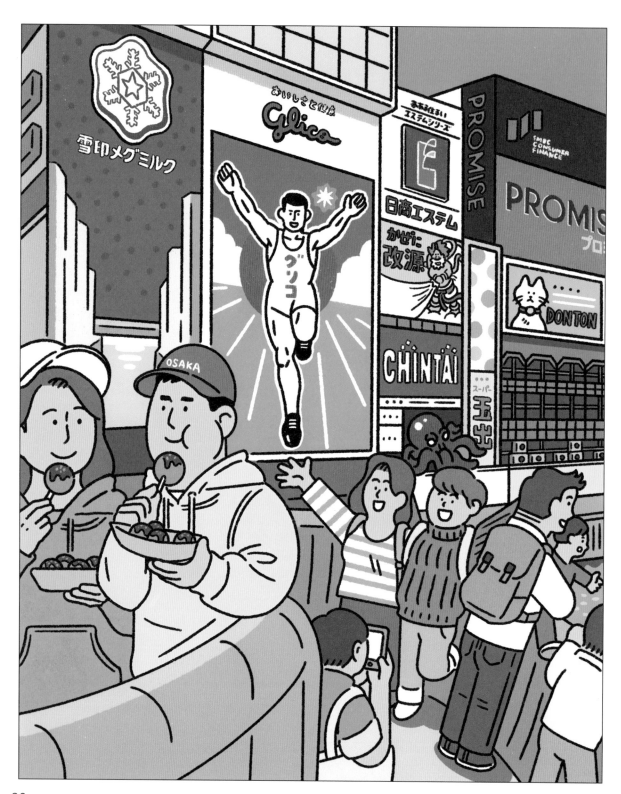

繁華街ミナミの中心にある、道頓堀川にかかる橋。長さ26m。元禄7（1694）年の修理工事から、明治11（1878）年に鉄橋がかけられるまで13回の修理やかけ替えが行われたとの記録が残る。大正14（1925）年にかけられたアーチ橋を、平成19（2007）年にかけ替えたのが今の橋。

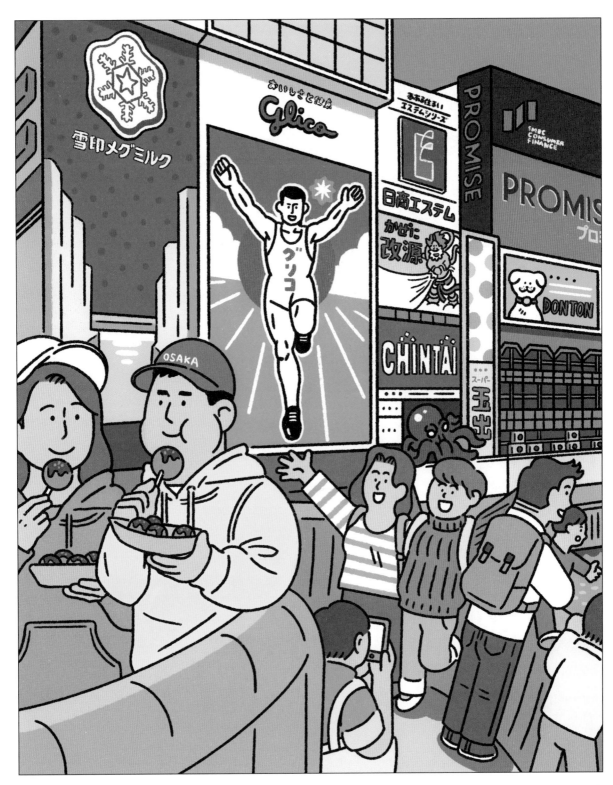

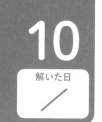

出雲大社（島根県）

間違い **10** か所 ▶ 答えは115ページ

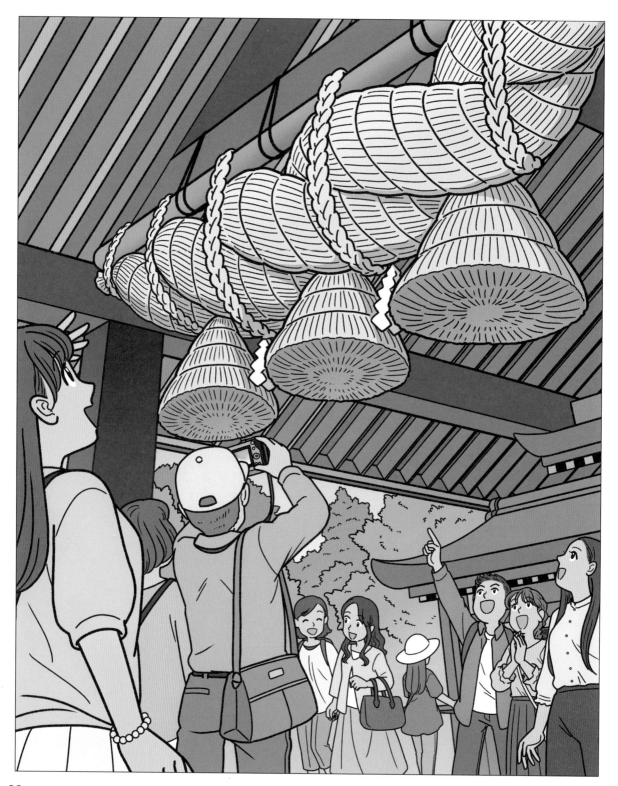

28

「だいこくさま」と親しまれる大国主大神をまつる。大きいものが多くあり、有名な日本最大級の注連縄は神楽殿に。戦後最大級の木造神社建築といわれる拝殿にも注連縄がかかるが、この注連縄は一般の神社と左右が逆だ。神楽殿の近くには畳75畳分の日本一大きな国旗が掲揚されている。

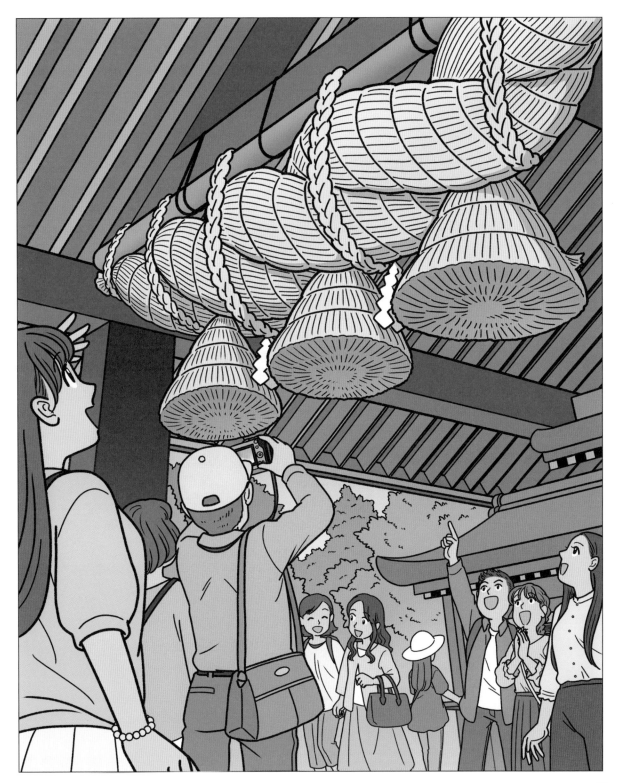

嚴島神社（広島県）
いつくしまじんじゃ

間違い **10** か所 ▶ 答えは 116ページ

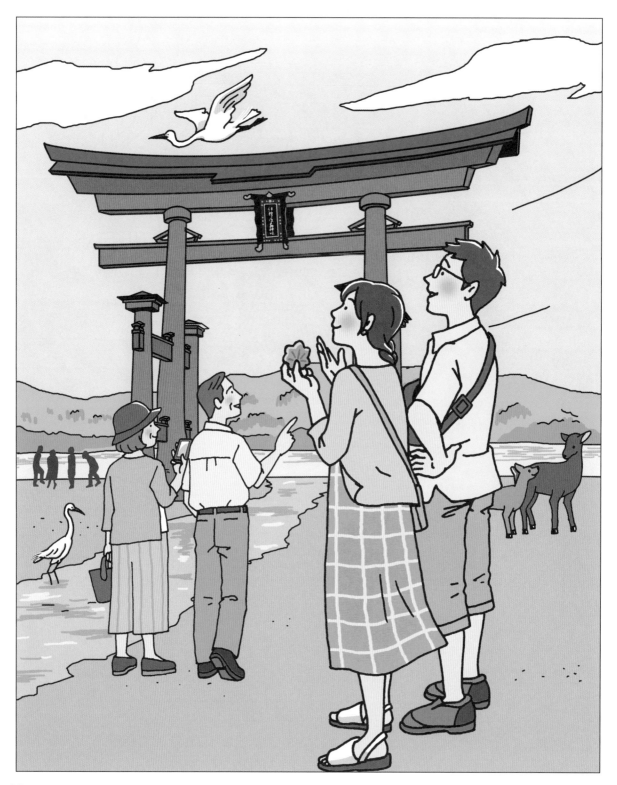

世界遺産、国宝、日本三景など、多くの冠をもつ安芸国の一宮（その国の第一位の神社）。久安2 (1146)年、安芸守に任官された平清盛が、海上に社殿を造営した。高さ16.6mの大鳥居は平安時代から数えて8代目で、明治8(1875)年に再建されたもの。干潮時には足元まで行くことができる。

＊大鳥居は令和元(2019)年から修理工事が行われていて、足場とシートで覆われている。終了日は未定。

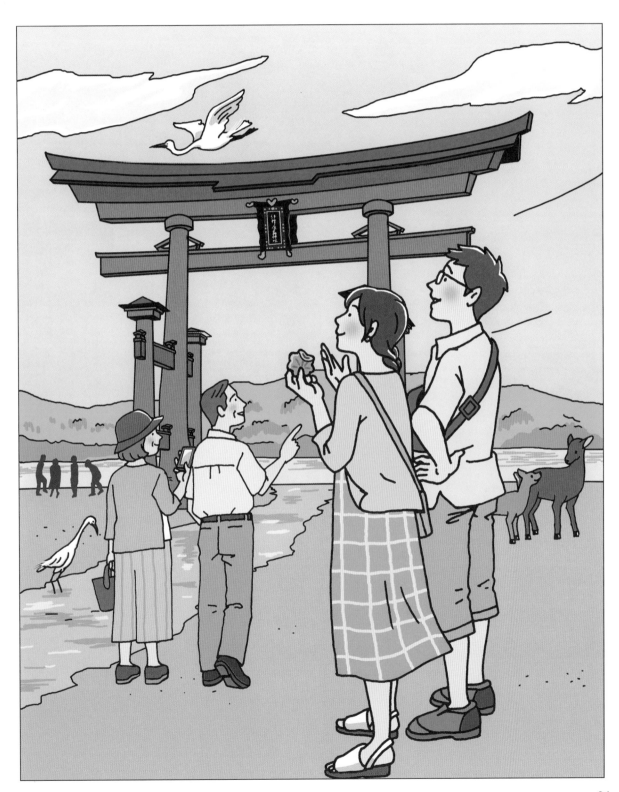

12

うどん県で讃岐うどん (香川県)

<ruby>讃岐<rt>さぬき</rt></ruby>

間違い **10** か所 ▶ 答えは116ページ

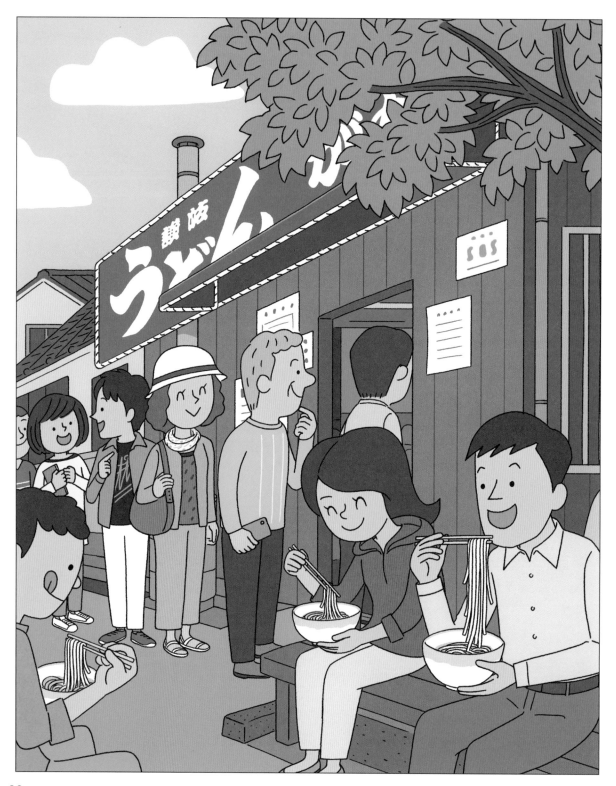

2011年10月、うどん県に改名するとPRした香川県。ある調査では、うどんを週に1回以上食べる香川県民は90.5％だとか。店はセルフサービス式で、1杯200〜300円くらいからと安価なのが特徴。うどん目的の観光客も多く、休日の行列はもはや当たり前の光景。

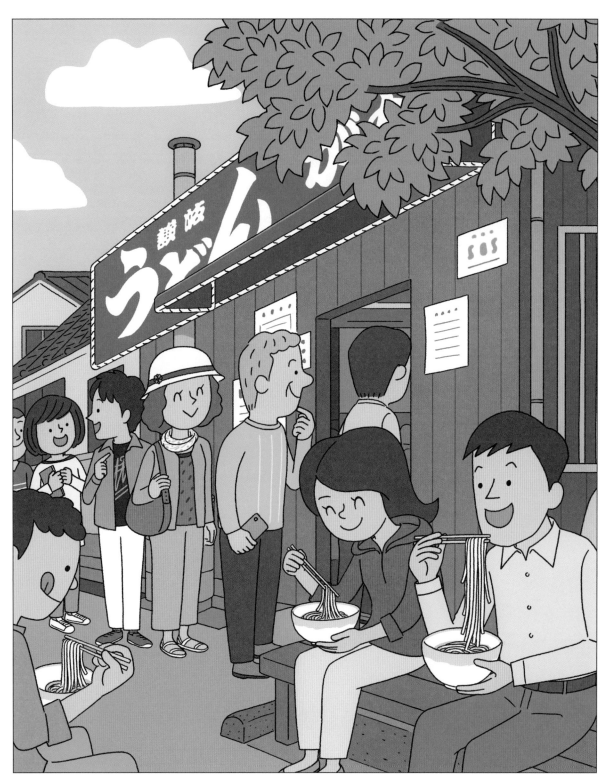

四万十川の沈下橋（高知県）

間違い **10** か所 ▶ 答えは116ページ

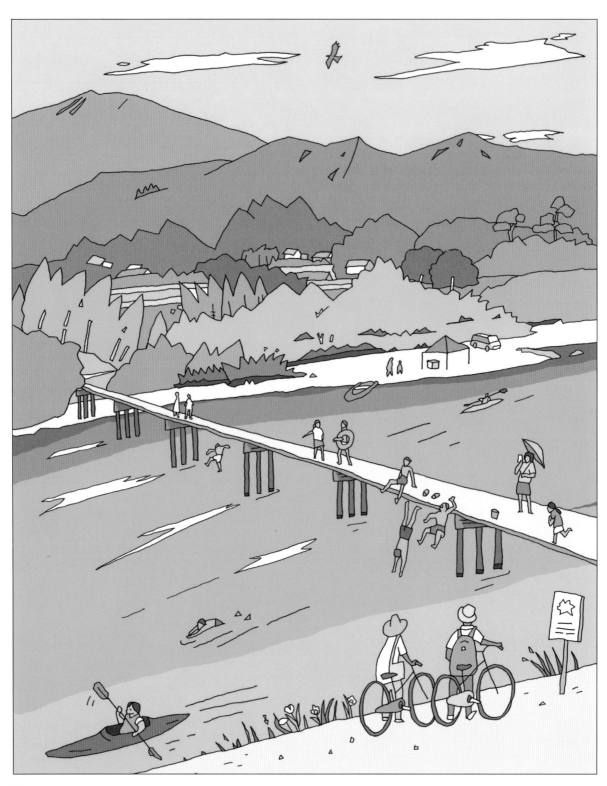

昭和58（1983）年、テレビ番組で「最後の清流」と紹介され、四万十川は一躍憧れの対象に。平成6（1994）年には正式名称だった「渡川」から、最後の清流と知れ渡った通称に改名された。欄干のない沈下橋は、洪水のとき沈下するようつくられたが、その風情が観光客を集めている。

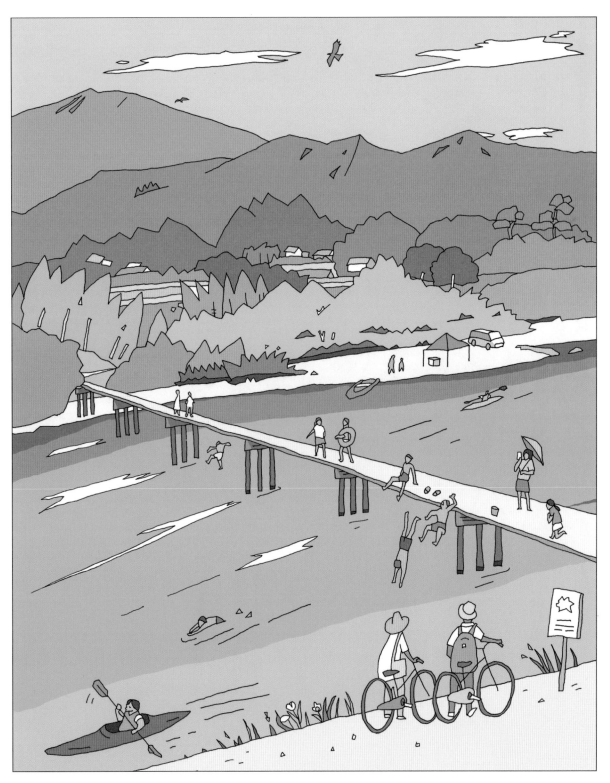

博多の屋台（福岡県）

間違い **10** か所

答えは
116ページ

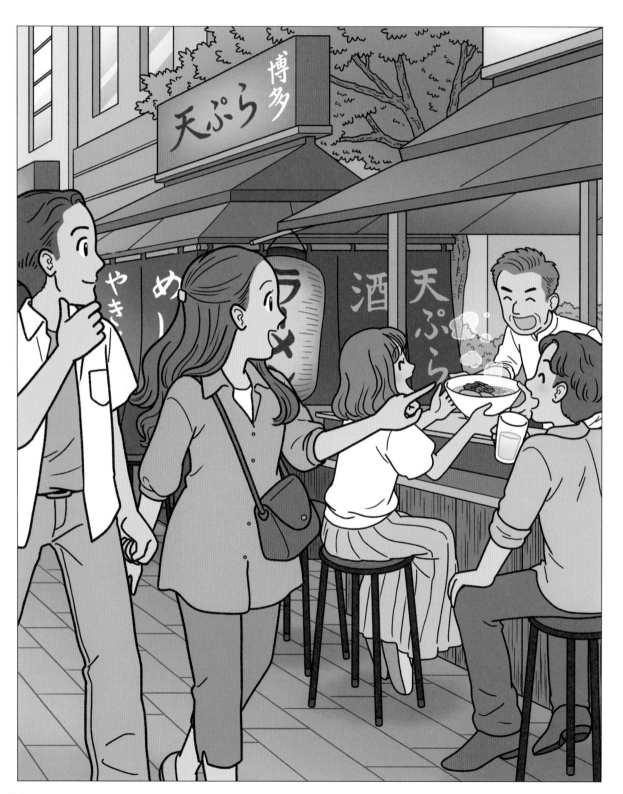

福岡市にはおよそ100軒もの屋台があり、夕暮れどきには明かりを灯した屋台があちこちに姿を現す。始まりは戦後昭和21（1946）年頃で、最盛期の昭和40年代には400軒もの屋台が軒を連ねたという。ラーメン、おでん、焼き鳥、天ぷらなど料理はさまざま。はしごするのも楽しい！

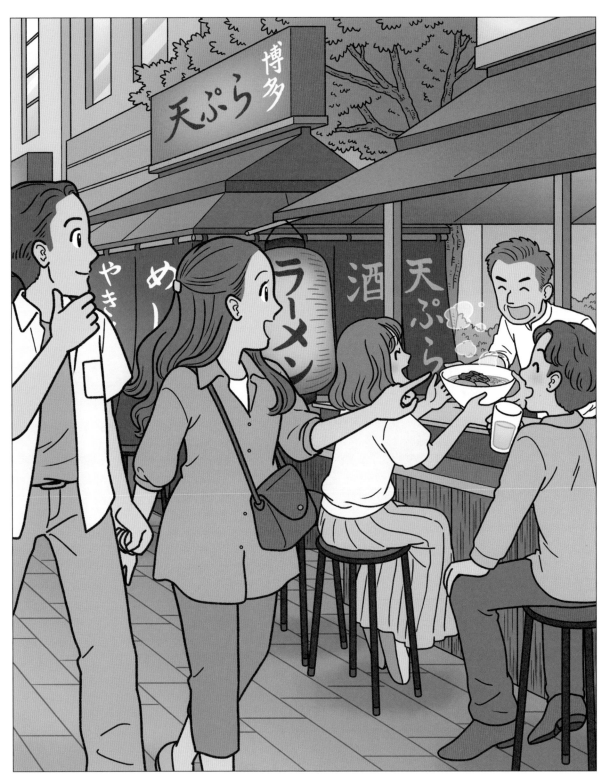

白煙を上げる桜島（鹿児島県）

間違い 10 か所 ▶ 答えは 117ページ

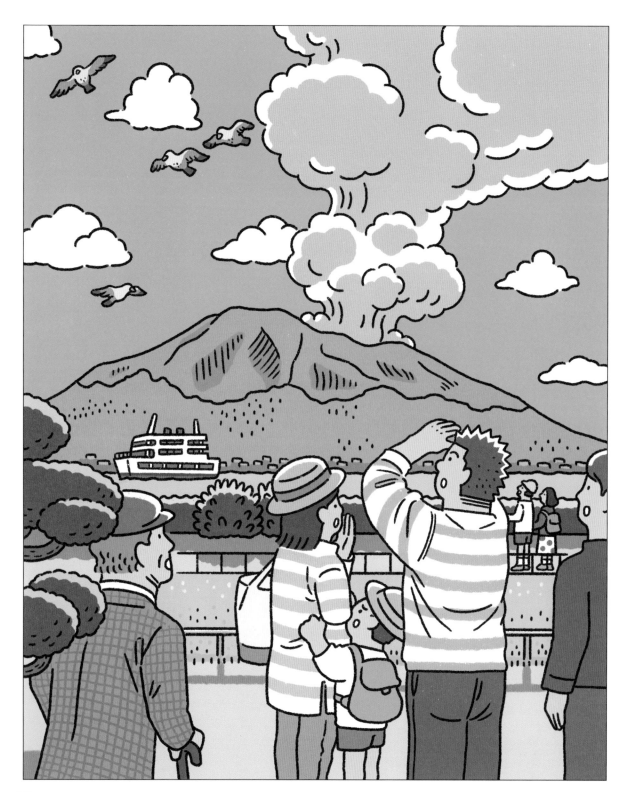

錦江湾にそびえる桜島は毎日のように噴火しており、観光客には驚きの景色も、地元では日常茶飯事。年間の噴火的爆発回数の観測史上最多は、なんと996回（2011年）だ。鹿児島市街地からフェリーでわずか15分で渡れるので、噴火口近くの展望台にも足を延ばしたい。

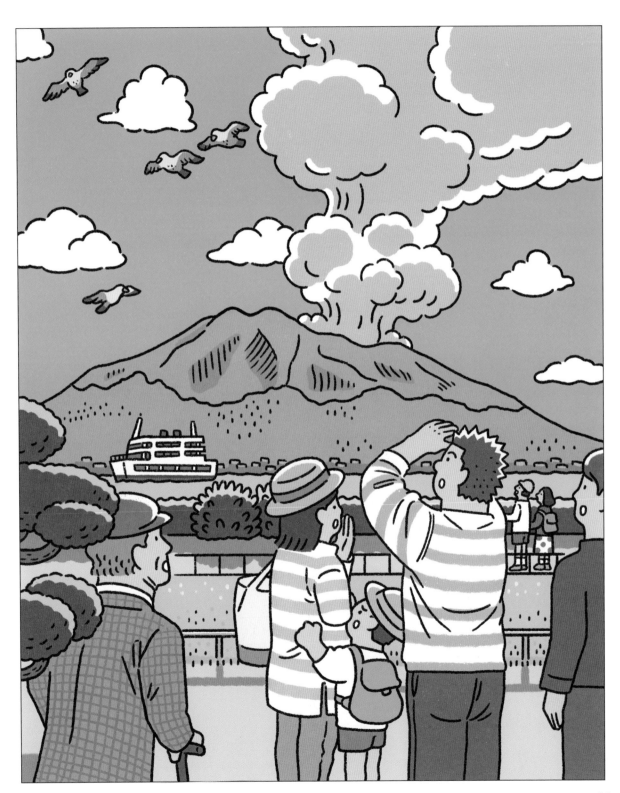

美ら海水族館
(ちゅ ら うみ すい ぞく かん)

（沖縄県）

間違い **5** か所 ▶ 答えは 117ページ

その名の通り、美しい海を再現する水族館。全長8.8mの大水槽では、世界初のジンベエザメの複数飼育がされていて、最大級のエイであるナンヨウマンタとともに圧倒的な姿を見せてくれる。

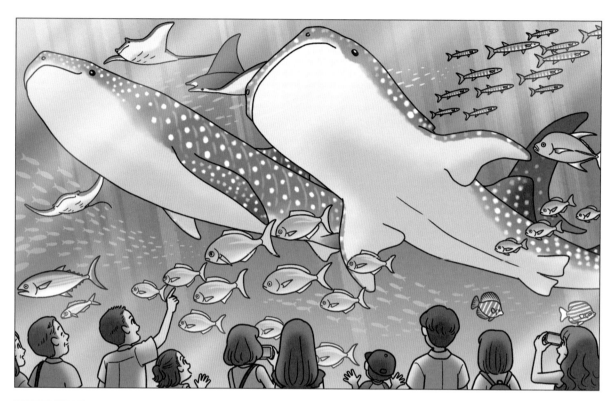

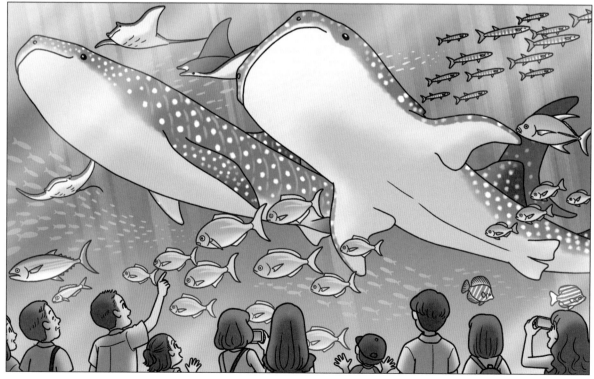

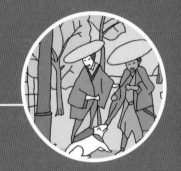

江戸の旅

「名所江戸百景」や「東海道五拾三次」など、
江戸時代の名所を描いた浮世絵から、
間違い探しを作りました。
江戸時代に思いをはせながら、
小さな違いを発見してください。

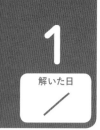

1

解いた日

／

名所江戸百景「するかてふ」(歌川広重)より

駿河町 (東京日本橋)

間違い **6** か所 ▶ 答えは 117ページ

駿河町は現在の日本橋室町で、駿河の国の富士山が望めることがその名の由来。描かれている店は三井越後屋で、現在の三越本店だ。

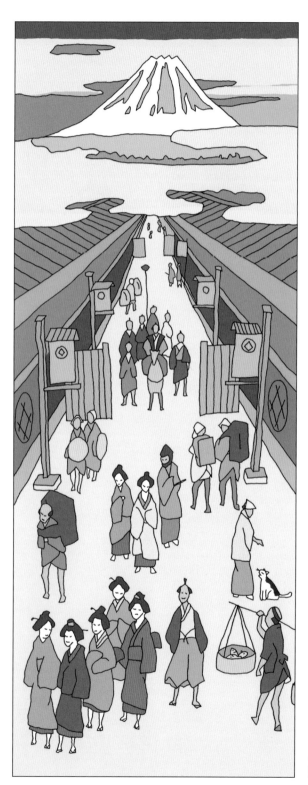

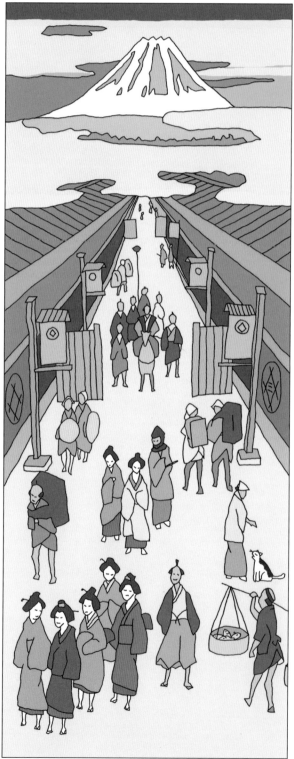

2

解いた日
／

名所江戸百景「鎧の渡し小網町」（歌川広重）より

鎧の渡し（東京日本橋）

間違い **6** か所 ▶ 答えは 117ページ

茅場町と小網町を結ぶ日本橋川の鎧の渡し。現在は鎧橋がかかっている。当時は物資の運搬が盛んで、蔵が並んでいた。茅場町側から見た景観。

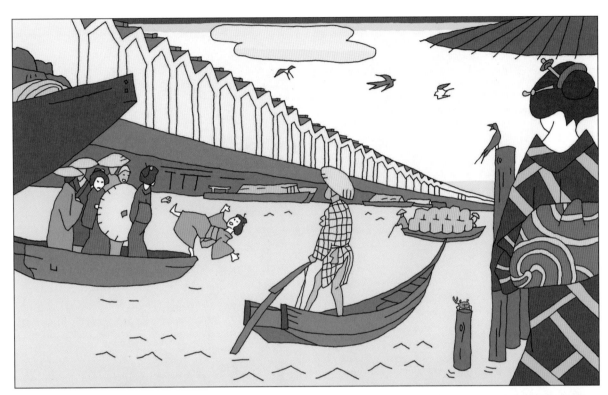

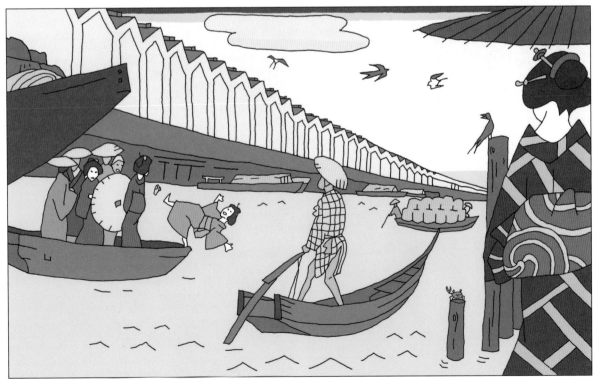

3

解いた日

／

名所江戸百景「上野清水堂不忍ノ池」(歌川広重)より

清水観音堂 (東京上野)
きよみずかんのんどう

間違い **6** か所 ▶ 答えは 118ページ

上野の寛永寺の清水堂は、不
かんえいじ　　　　　　　　　　　　　　　しの
忍池を望む絶景スポットだった。
ばずのいけ
京都の寺に倣ったもので、現在
は国の重要文化財。幹が丸い
「月の松」も2012年に復元され
た。

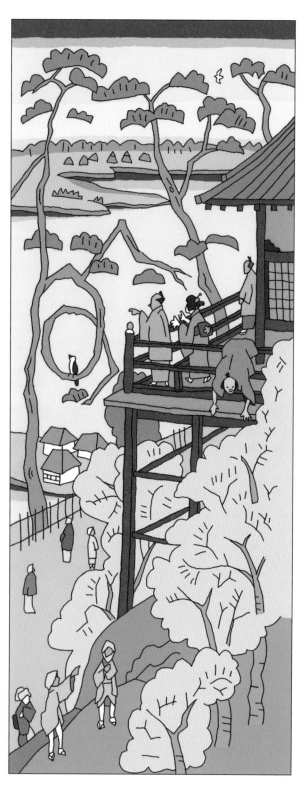
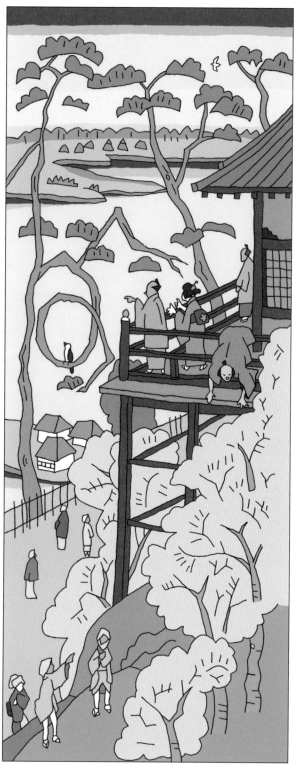

44

4

名所江戸百景「亀戸天神境内」（歌川広重）より

亀戸天神（東京亀戸）

間違い **6** か所

答えは
118ページ

亀戸天神は江戸時代から藤の名所で知られ、現在も藤まつりが開かれている。太鼓橋や心字池のある境内は、九州の太宰府天満宮に倣ってつくられている。

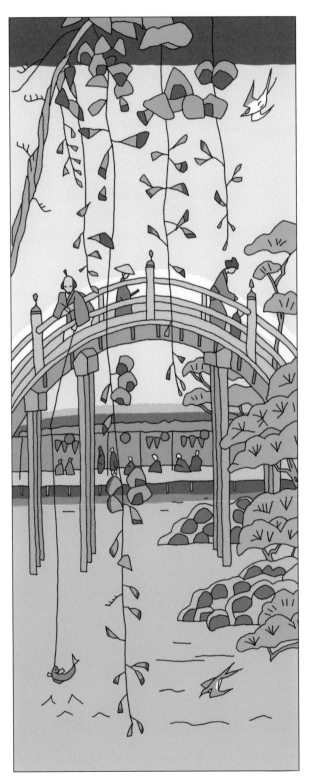

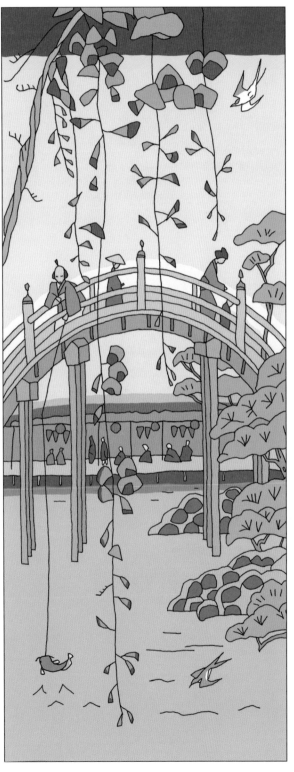

解いた日 ／

木曽街道六拾九次「塩尻峠諏訪湖ノ水眺望」(渓斎英泉)より

塩尻峠(長野県塩尻)

間違い **6** か所 ▶ 答えは **118**ページ

諏訪湖と富士山を望む塩尻峠は、中山道有数の絶景の地。英泉は富士に雪のある冬景色を描いた。湖は凍り、御神渡り(湖面が割れ盛り上がる)かのような割れもある。

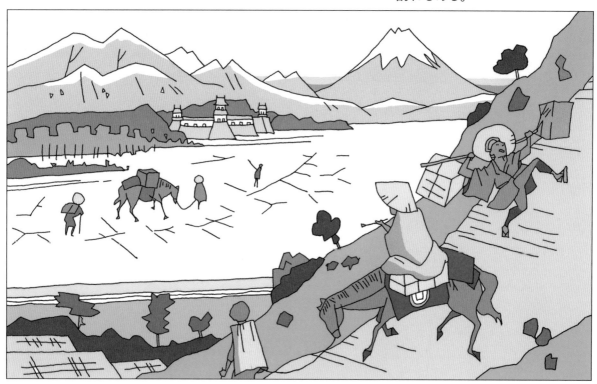

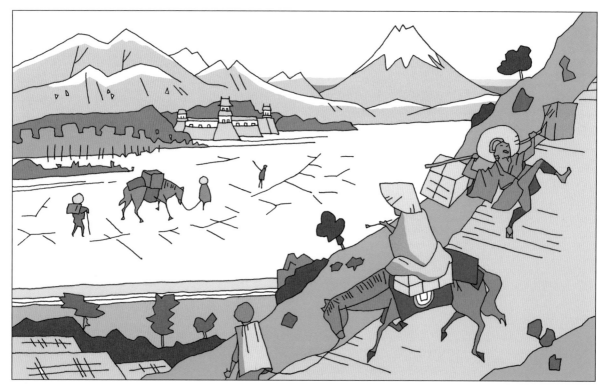

東海道五拾三次（隷書版）「日永村追分参宮道」（歌川広重）より

日永の追分（三重県四日市）

間違い **6** か所 　▶ 答えは 118ページ

東海道43番目の宿場・四日市と44番目の石薬師の間にある日永の追分は、伊勢路との分岐点。お伊勢参りの人々で大いににぎわった。名物は、日永うちわや白玉まんじゅう。

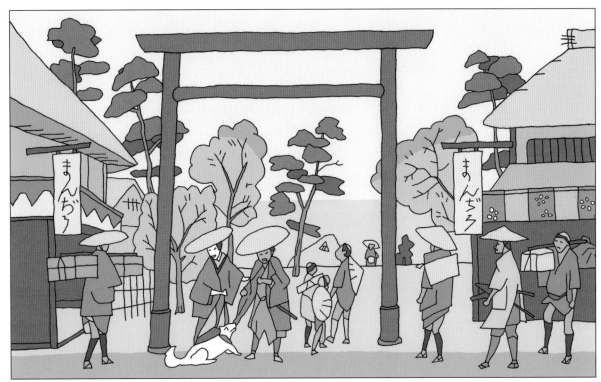

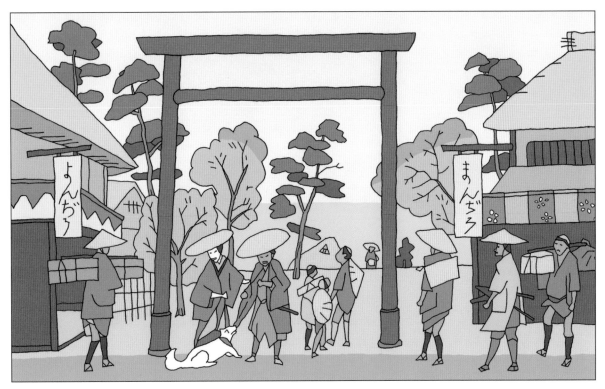

7

解いた日 ／

東海道五拾三次（保永堂版）「京師」（歌川広重）より

三条大橋（京都）

さんじょうおおはし

間違い **6** か所 ▶ 答えは **118**ページ

約500kmにおよぶ東海道の西の起点は三条大橋。賀茂川にかかるこの橋の上には、京都らしい風情の女性らが描かれている。手前の山腹は東山で、右下には八坂の塔が。

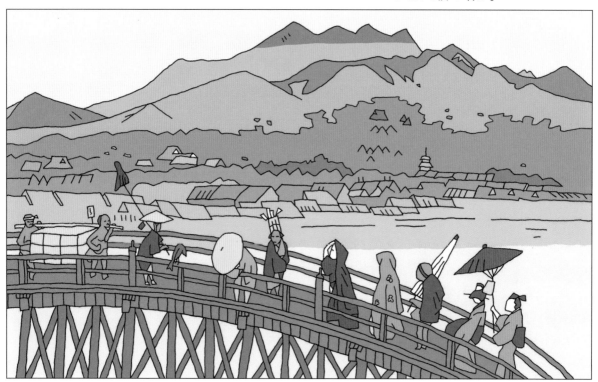

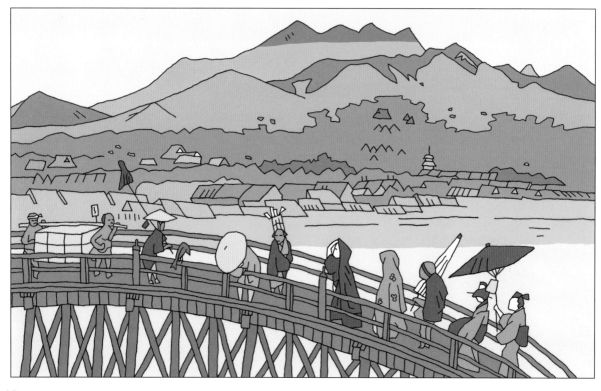

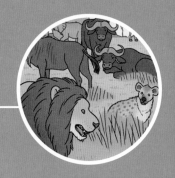

Part 3

世界の旅

海外への旅を、人気スポットや
体験を中心にピックアップ。
どこも見ておきたい、記憶や写真に残したい風景です。
少しの変化も見逃さぬよう、
かの地の絵をお楽しみください。

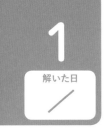

1

解いた日

/

十分でランタン飛ばし

(台湾)

間違い **7** か所 ▶ 答えは 119ページ

大きなランタンに願いごとを書いて飛ばすランタン飛ばし。伝統の保存を目的に1993年に始まった行事だが、現在では観光の定番に。

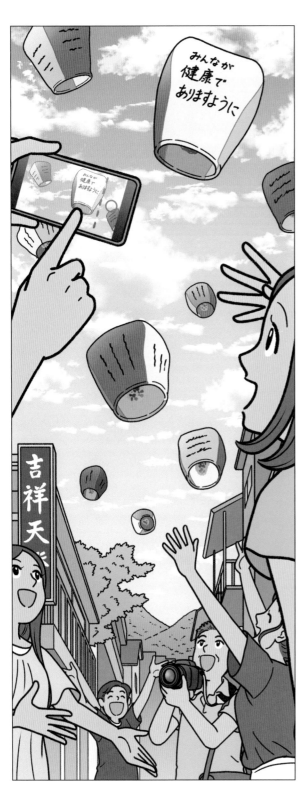

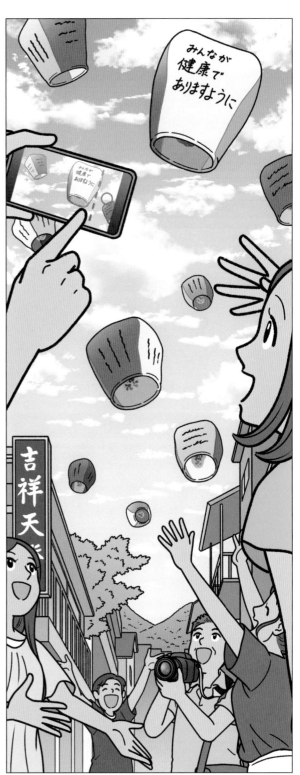

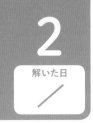

2

/

水上マーケット体験
（タイ）

間違い **7** か所 ▶ 答えは 119ページ

かつて水運が発達していていた
タイの歴史が感じられる水上の
市場。早朝から開かれているが、
もっともにぎわいを見せるのは
朝8時〜10時ごろ。

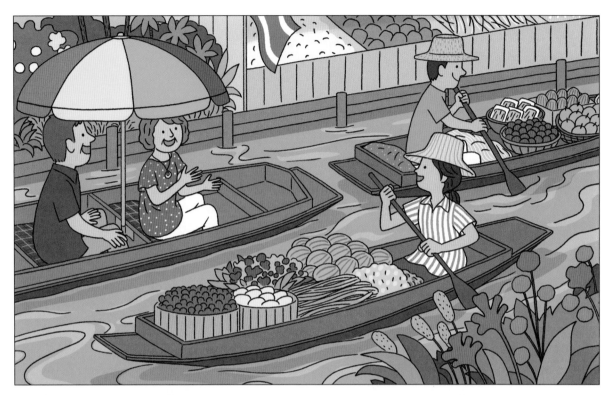

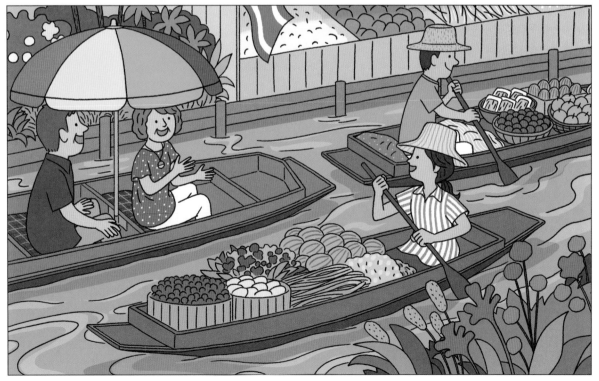

3

解いた日

/

気球でカッパドキア見物

（トルコ）

間違い **7** か所 ▶ 答えは 119ページ

ほかに類を見ない奇岩群は、溶岩の浸食によってできた光景。世界遺産に登録されているギョレメ国立公園上空を、気球で飛行するツアーが人気。

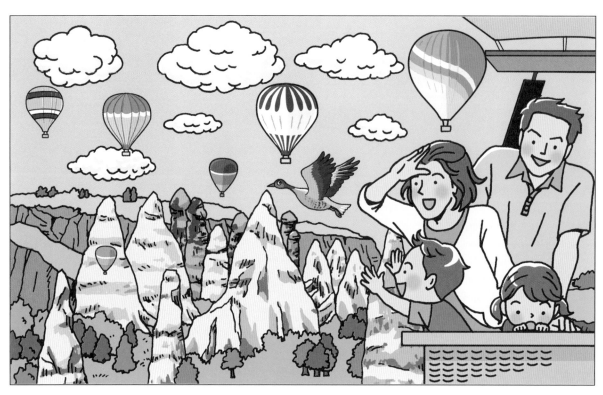

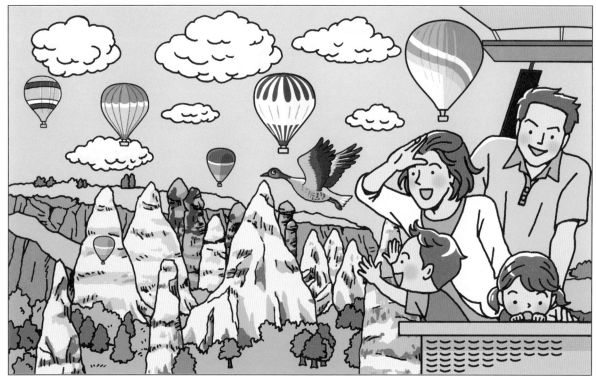

4

解いた日

／

サントリーニ島を散策
（ギリシャ）

間違い **7** か所 ▶ 答えは 119ページ

アテネから飛行機で約50分。小さな島ながら、夕日やビーチなどさまざまな絶景を楽しめる。ブルードームと呼ばれる青い屋根の建物は、この島の代名詞。

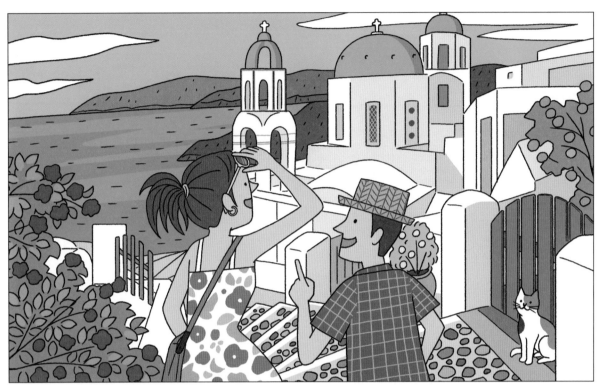

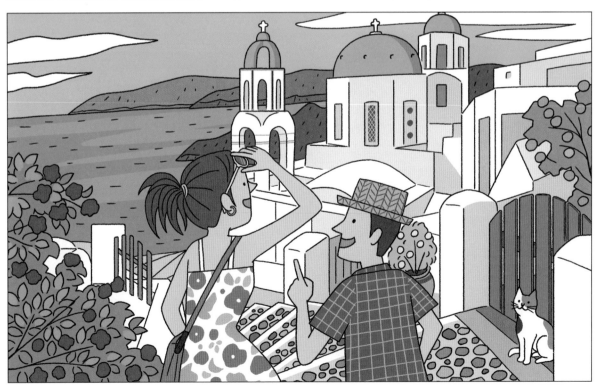

サファリ体験

（ケニア）

間違い 7 か所 ▶ 答えは 120ページ

専用のサファリカーに乗って国立公園を散策するツアーが大人気。マサイ族のドライバーが、抜群の視力で遠くにいる動物を見つけてくれる。

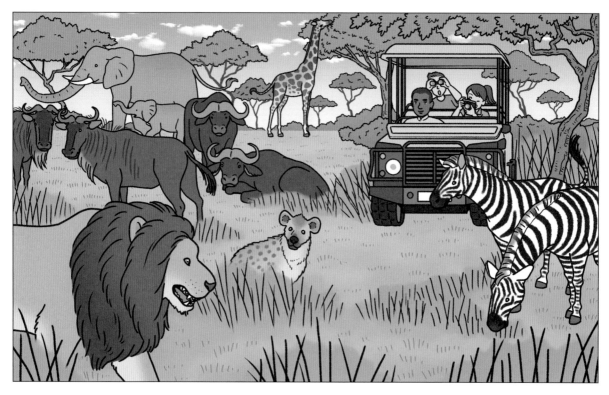

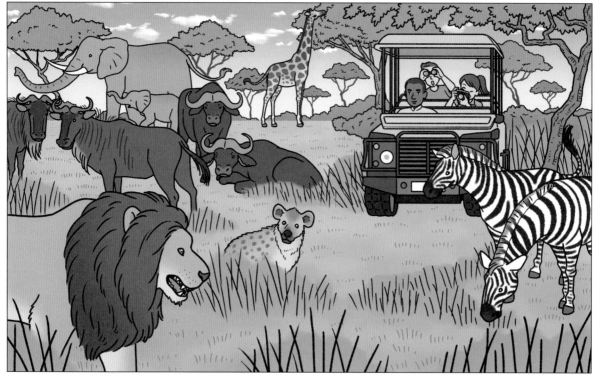

アビイ・ロードを横断
（イギリス）

間違い **7** か所 ▶ 答えは **120**ページ

ビートルズのアルバムによって一躍有名になった横断歩道。ドライバーへの注意喚起の目的で、イギリスではジグザグの白線が引かれるようになった。

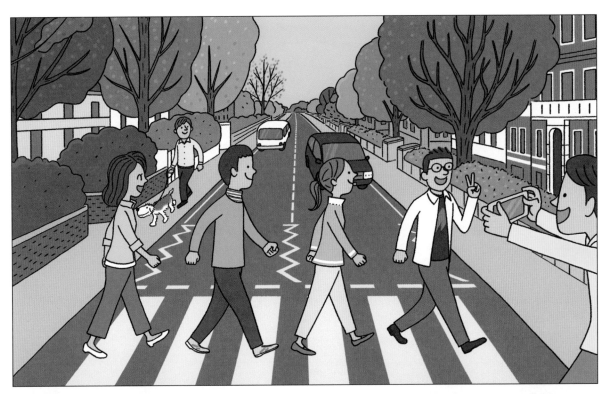

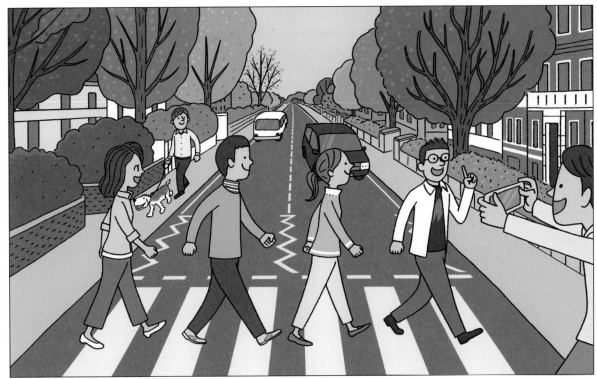

7

解いた日

/

港町ニューハウン

（デンマーク）

間違い **7** か所 ▶ 答えは **120**ページ

1681年に建てられた「No.9」のほか、レトロな建物が軒を連ねる港町。童話作家のアンデルセンが愛した町としても知られ、多くの観光客が訪れる。

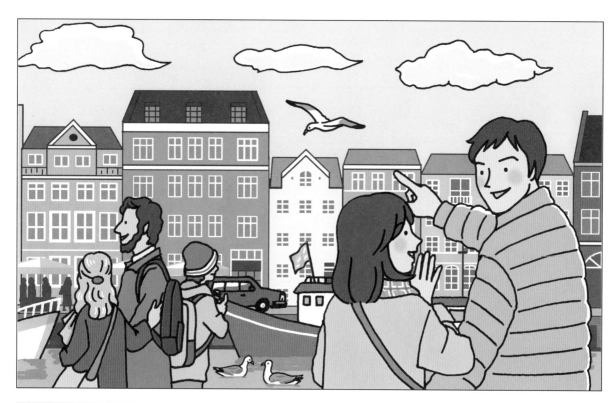

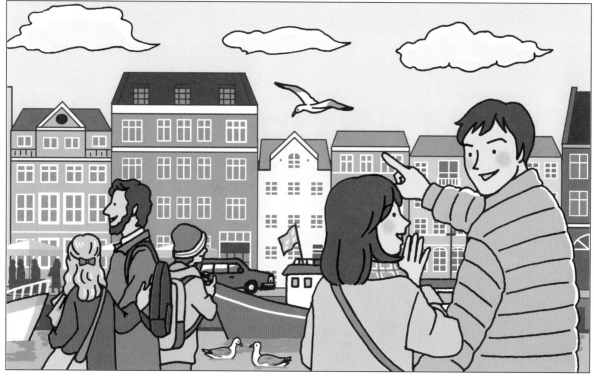

赤の広場でスケート

（ロシア）

間違い **7** か所 ▶ 答えは 119ページ

冬の間、赤の広場には巨大なスケートリンクが出現する。モスクワでは例年100を超える野外リンクが開設されるが、その中でも指折りの人気スポット。

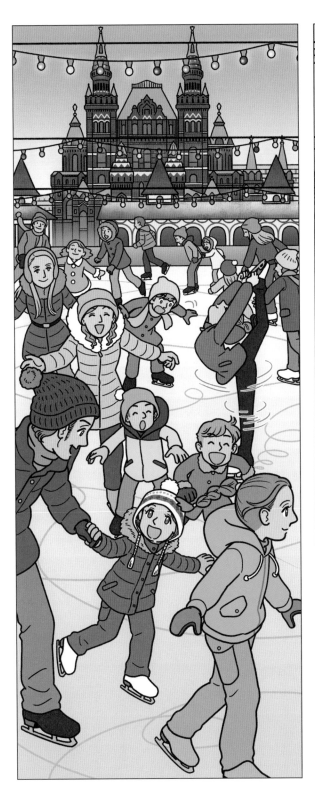

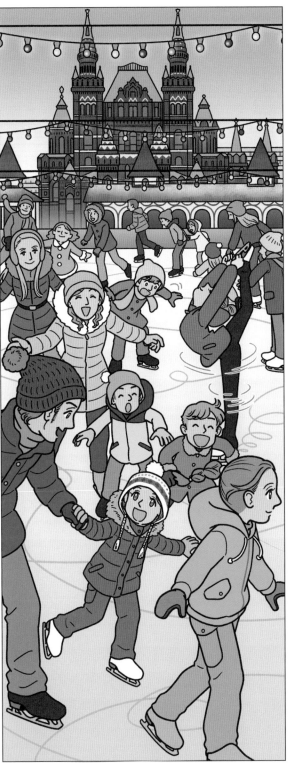

9

解いた日

／

ナイアガラの滝

（カナダ・アメリカ）

間違い **7**か所 ▶ 答えは 120ページ

クルーズ船で滝に近づくツアーや、夜間のライトアップなど、楽しみ方はさまざま。近隣のホテルでは、客室から大迫力の滝を眺めることができる。

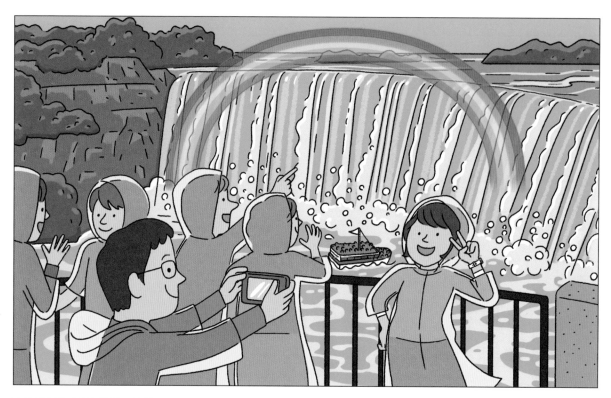

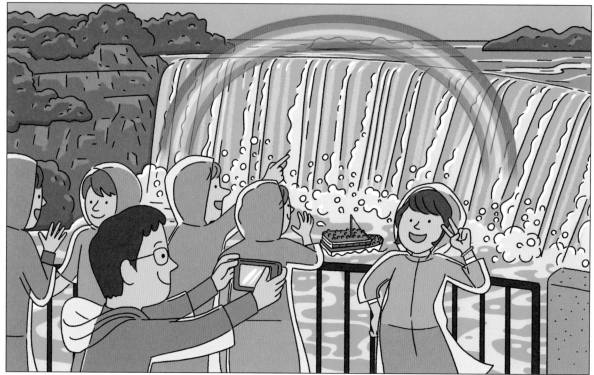

10 タイムズスクエア

解いた日 /

（アメリカ）

間違い **7** か所 ▶ 答えは 120ページ

ビルの壁面広告が有名なニューヨークの中心地。交差点を中心に、ブロードウェイには40以上のミュージカル劇場が立ち並び、連日公演が行われている。

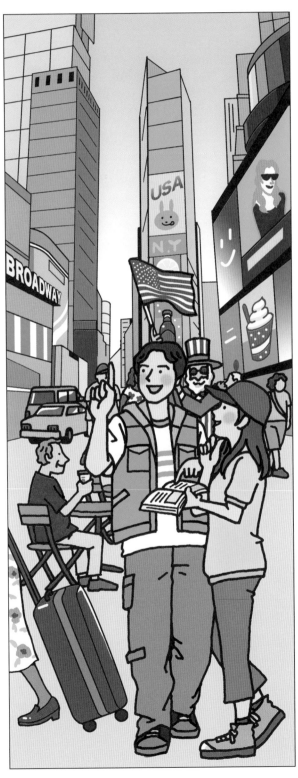

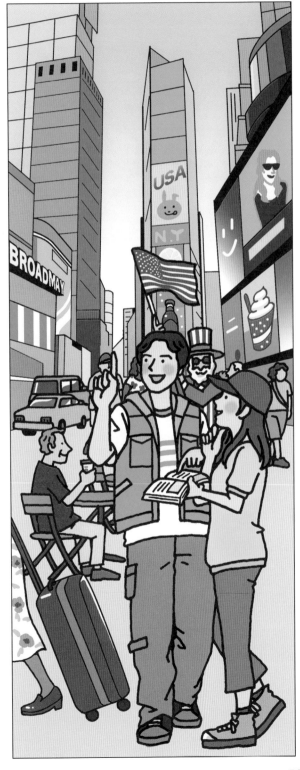

レインボーマウンテン

（ペルー）

間違い **7** か所　▶ 答えは 120ページ

土に含まれる鉱物の酸化によって、鮮やかな色になっている。5000メートルを超える高地だが、ガイドの案内があるほか、馬に乗って登ることもできる。

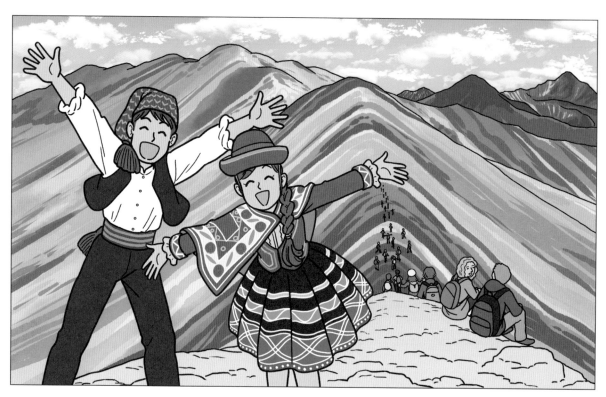

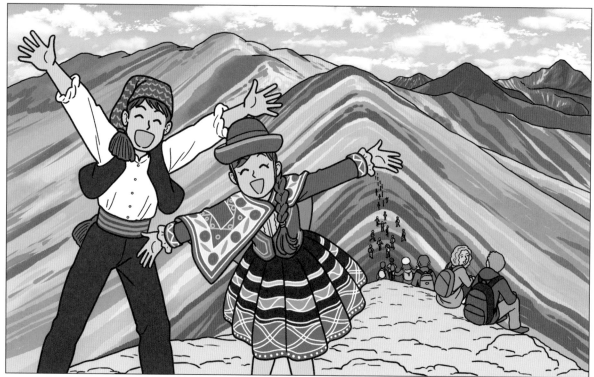

Part 4

超面倒な
大量間違い
探し

人がたくさんいる密な場所に、
多くの間違いを散りばめました。
しるしをつけず、間違いの数を数えながら探せば、
ワーキングメモリをよりしっかりと鍛えることができます。

ショッピングモール

間違い **20** か所 ▶ 答えは 121ページ

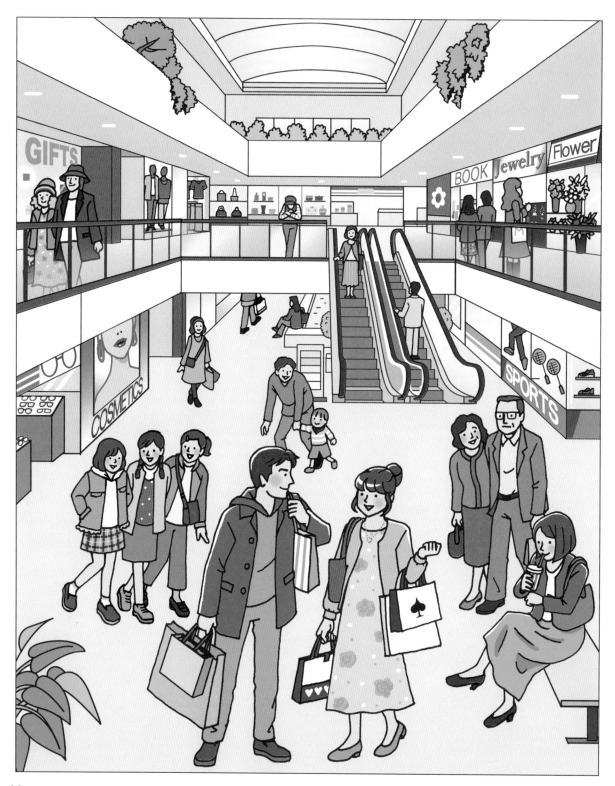

1990年以降、郊外に大型ショッピングモールが続々オープン。「モール」とは散歩道、通路という意味で、長い通路に店舗のほか、美容院や病院、映画館など、さまざまな施設が並ぶ。日本初のショッピングセンターは昭和39（1964）年オープンのダイエー庄内店（大阪府豊中市）。

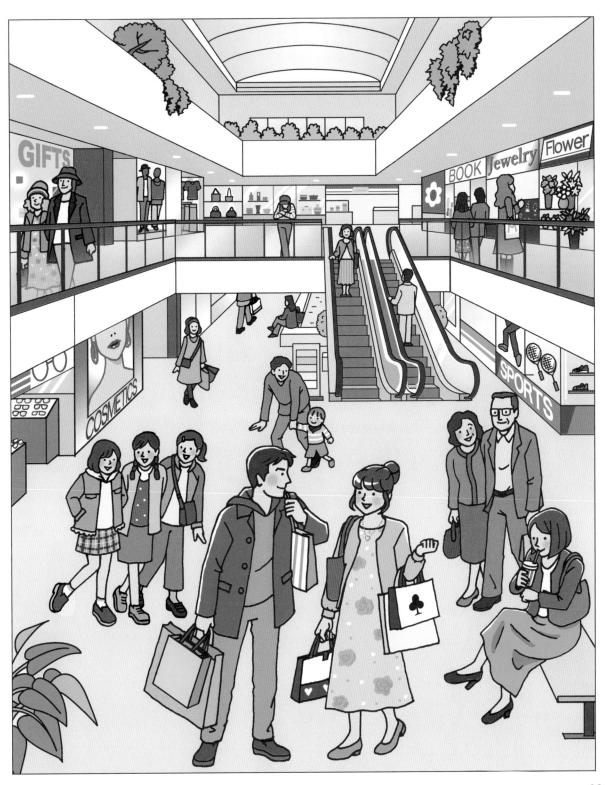

駅

解いた日 ／

間違い **30** か所 ▶ 答えは 121ページ

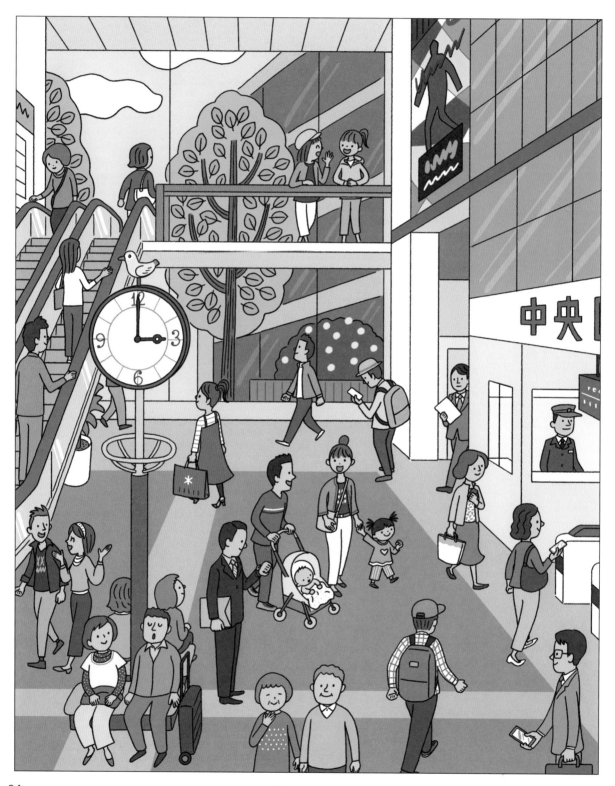

古い駅舎が建て替えられるようになって久しいが、全国のターミナル駅では続々と駅ビルが建ち、ホテル、オフィスなどと直結する、周辺を一体化するような開発が進んでいる。デジタル化によって、改札もスムーズになり、旅人の風情も変わりゆくよう。伝言板があった時代は、もはやはるか昔。

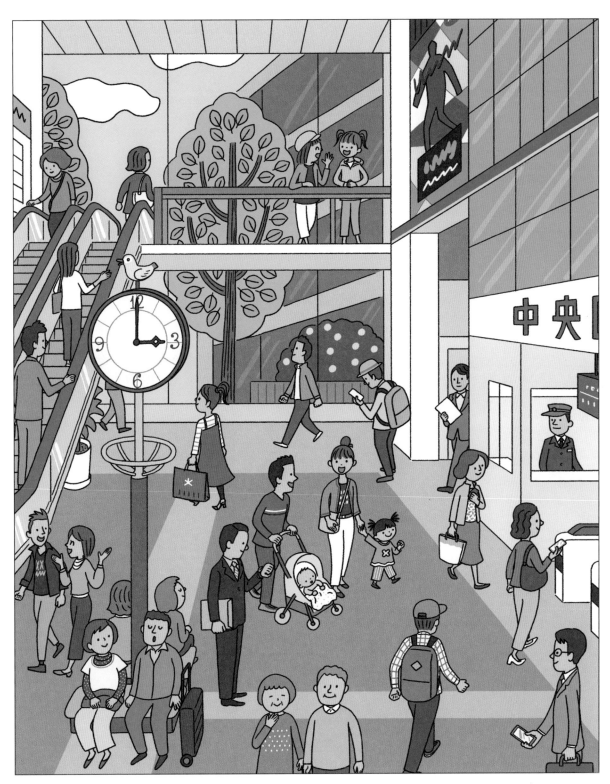

大相撲観戦

間違い **30** か所 ▶ 答えは 121ページ

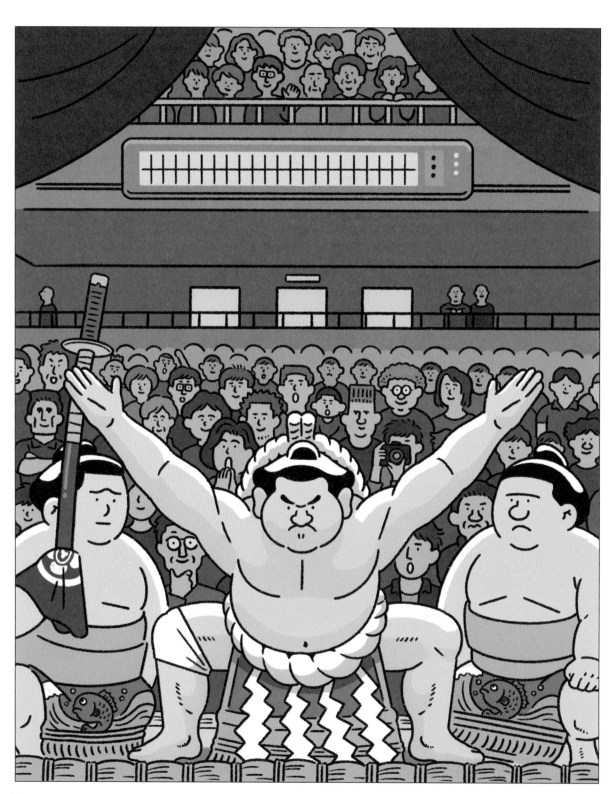

大相撲観戦には3種類の席がある。土俵際から溜席、マス席、椅子席となる。溜席は砂かむりとも
いい、おもに後援会や大きな寄付をしている維持員の席で、飲食や撮影は禁止。マス席は主に4
人1マスの座布団席で、飲食OK。その後ろが椅子席で、椅子席の後方は当日売りの自由席。

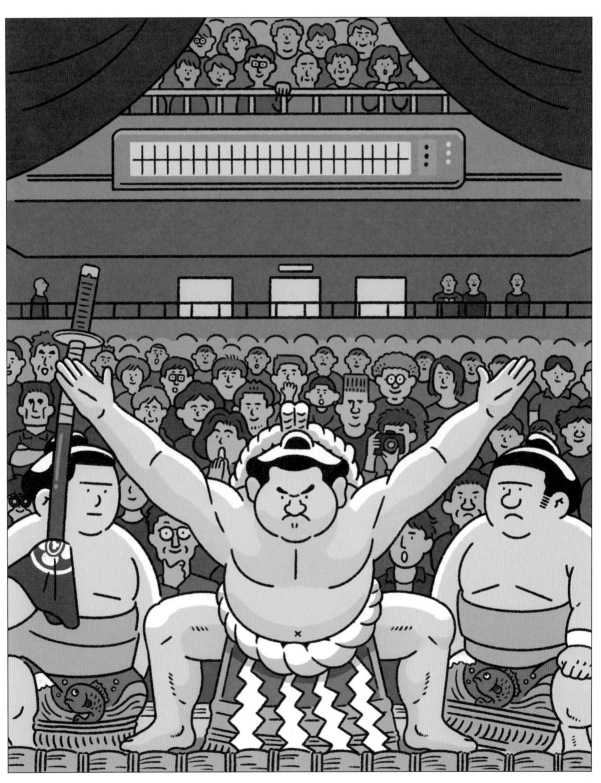

4 ビアガーデン

解いた日 ／

間違い **40** か所 ▶ 答えは122ページ

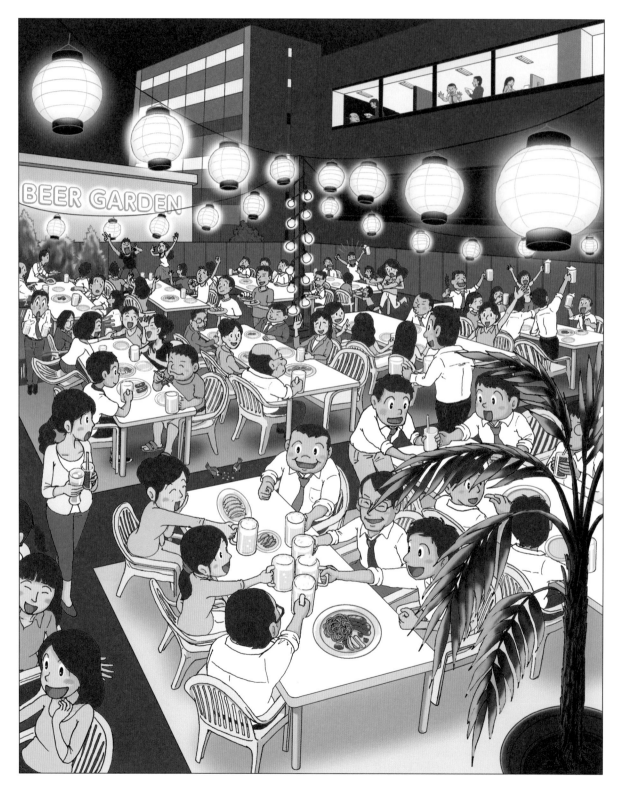

明治30年代にはすでにビアホールが流行。屋上ビアガーデンは第二次世界大戦後、ビルが建てられるとともに、涼を求めて各地で次々とオープンしたという。1964年の東京オリンピック開催前後には、生バンドの演奏や女性向けのファッションショーつきのビアガーデンもあり、盛況を極めた。

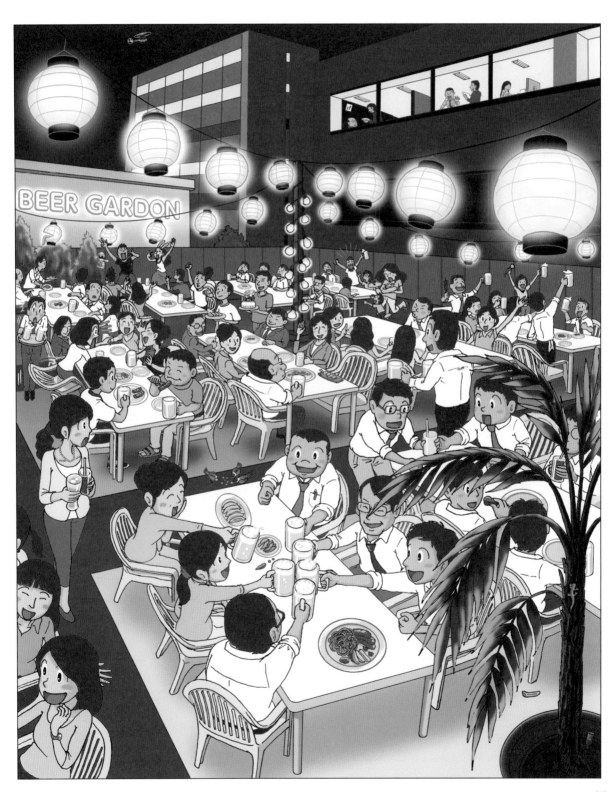

オートキャンプ

間違い **50** か所 ▶ 答えは 122ページ

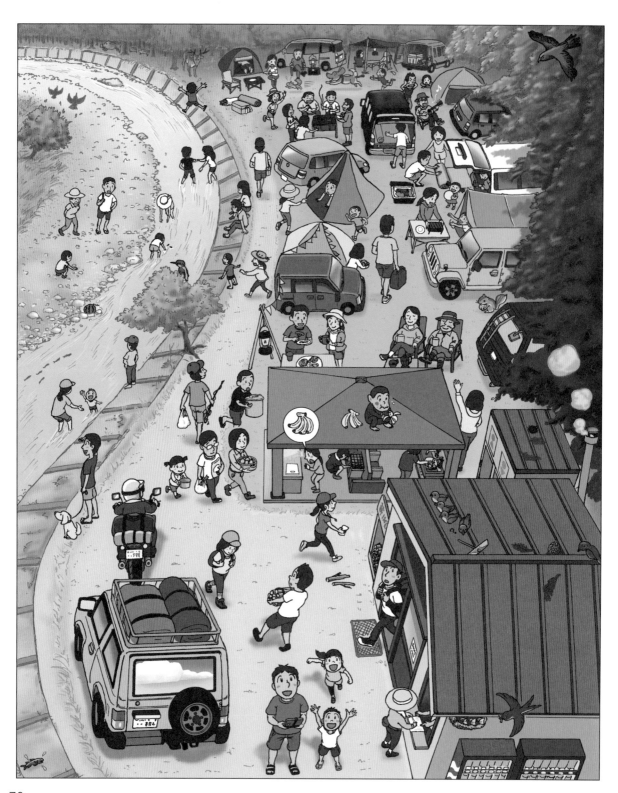

屋外でする調理や食事はなぜか楽しく、幸せを感じるもの。ひとりでする「ソロキャンプ」や、手ぶらで行ってキャンプ気分を味わう「グランピング」など、形は変わっても、キャンプはいつも人気のレジャー。たくさんの思い出が生まれるキャンプ場にはハプニングがいっぱい！

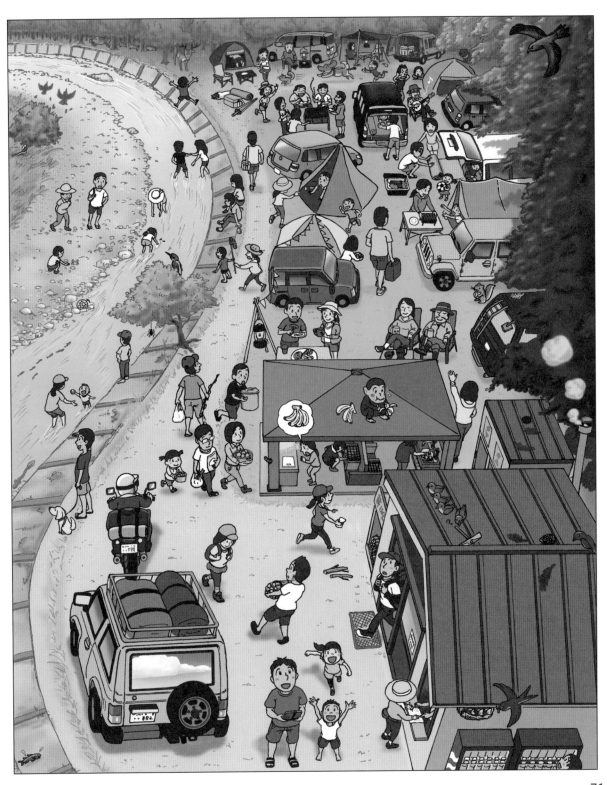

6

解いた日

/

マルシェ

間違い **15** か所 ▶ 答えは
122ページ

フランス語で市場の意味のマルシェ。日本では、駅前マルシェ、週末マルシェなどと銘打って、新鮮な農作物をはじめ、コーヒー、スイーツなどを、作り手が直接販売するものが多いよう。

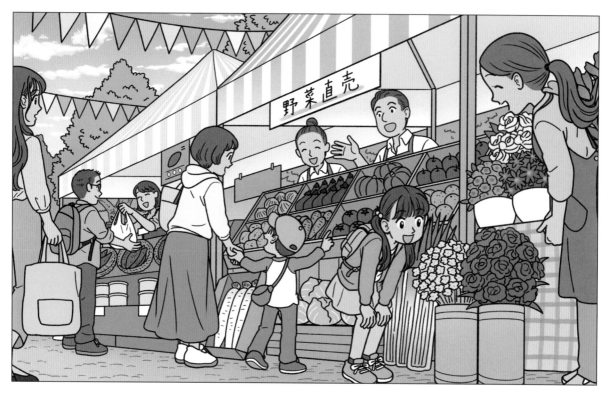

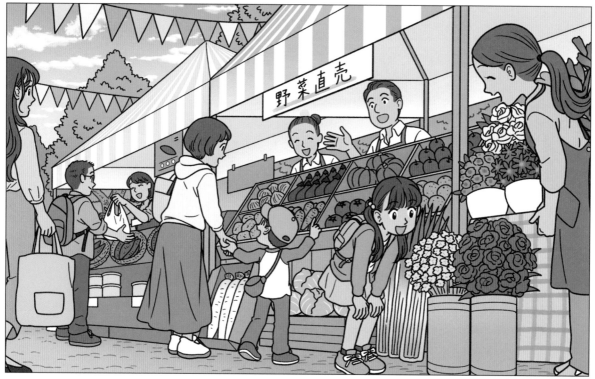

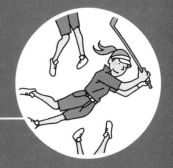

Part 5

違う絵探し・
同じ絵探し

趣向を変えて、たくさんの絵の中から、
違うもの、または同じものを探す問題を用意しました。
ここでは空間認知力がより鍛えられます。
できるだけ早く見つけるように心がけるとより効果的!

違う絵はどれ？

それぞれひとつだけ、ほかとは違う絵が混ざっています。できるだけ早く見つけて、○をつけましょう。

▶ 答えは 123ページ

解いた日 ／

Q1

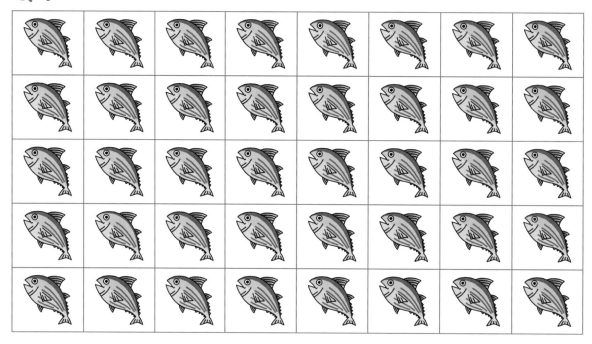

Q2

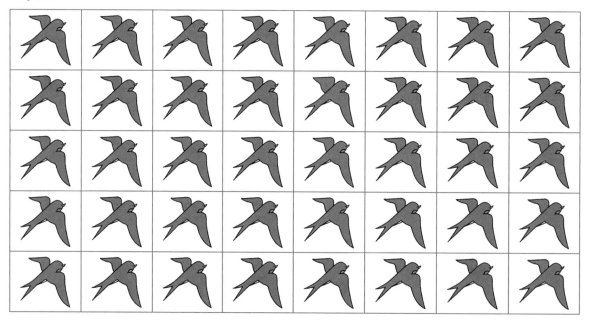

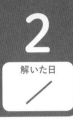

同じ絵はどれ？

2

解いた日

／

それぞれ A ～ D の中に、同じ絵が1組ずつあります。どれとどれか、アルファベットで答えましょう。

▶ 答えは 123ページ

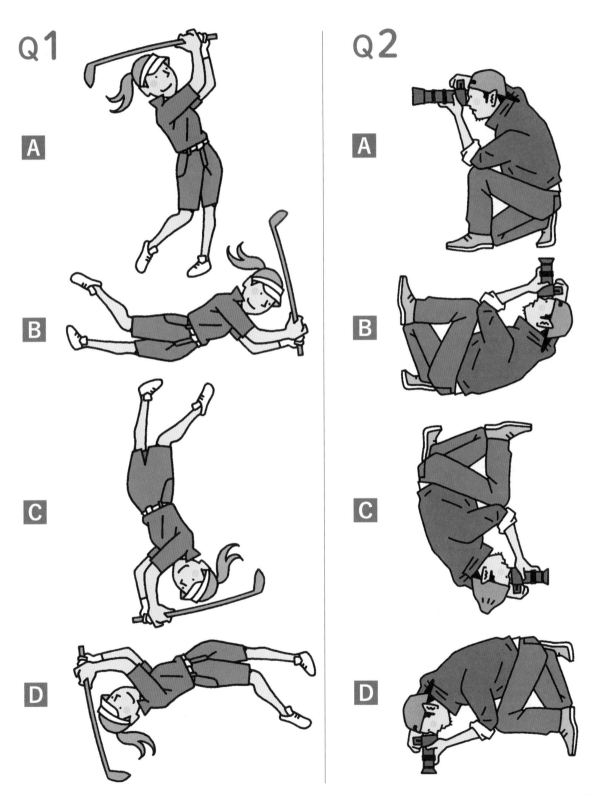

Q1

A

B

C

D

Q2

A

B

C

D

違う絵はどれ？

それぞれひとつだけ、ほかとは
違う絵が混ざっています。できる
だけ早く見つけて、○をつけましょう。

▶ 答えは123ページ

Q1

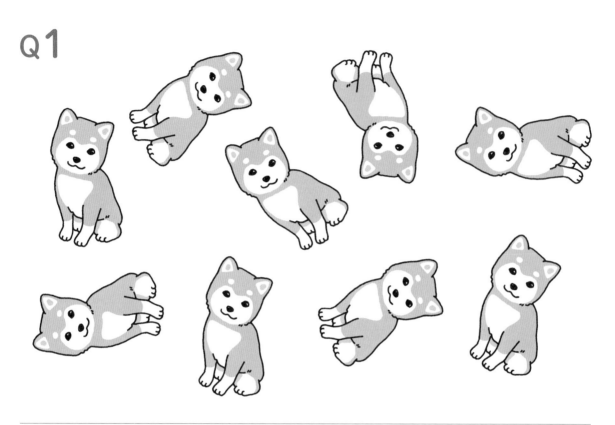

Q2

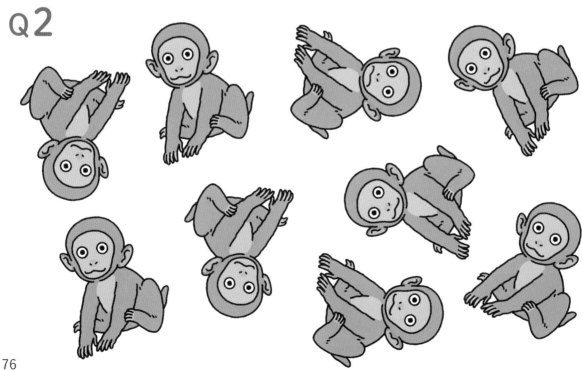

4

解いた日

/

同じ組み合わせは
どれ？

A～Fの中に、同じ組み合わせ
が1組あります。どれとどれか、
アルファベットで答えましょう。

▶ 答えは123ページ

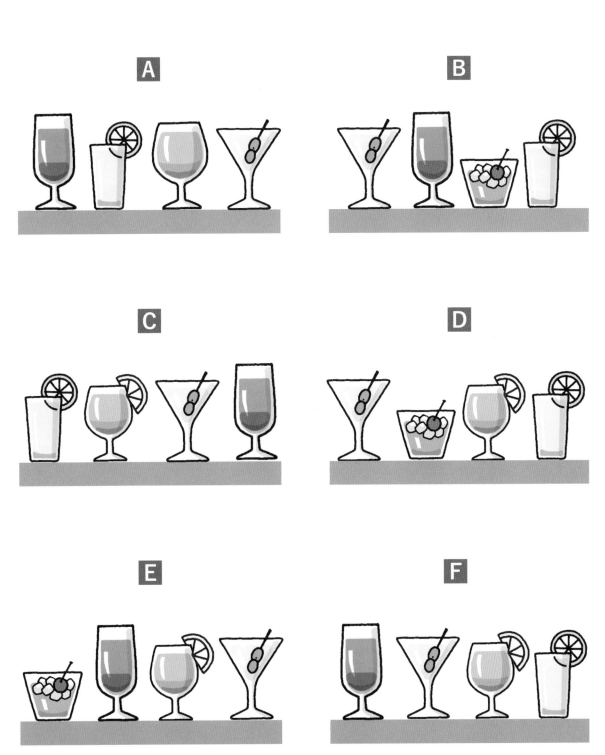

同じ絵はどれ？

A〜Fの中に、同じ絵が1組あります。どれとどれか、アルファベットで答えましょう。

▶答えは123ページ

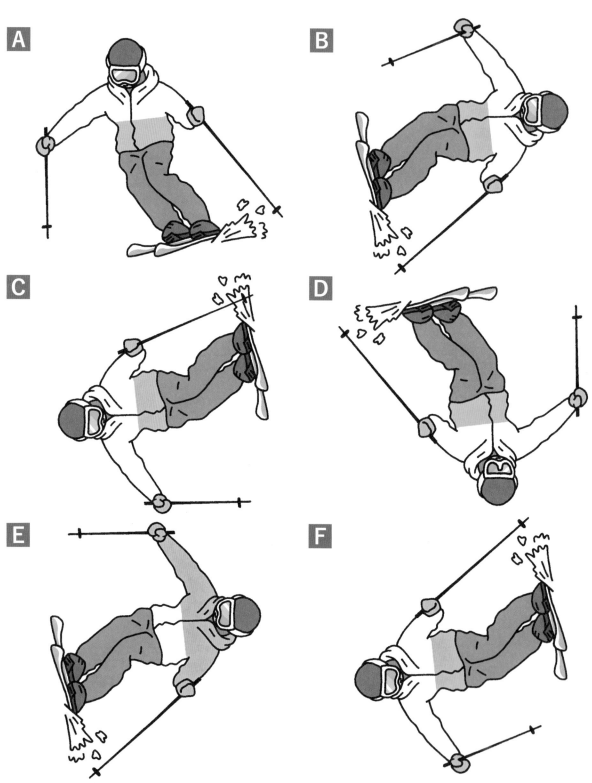

違う絵はどれ？

それぞれひとつだけ、ほかとは違う絵が混ざっています。できるだけ早く見つけて、○をつけましょう。

▶ 答えは 123ページ

Q1

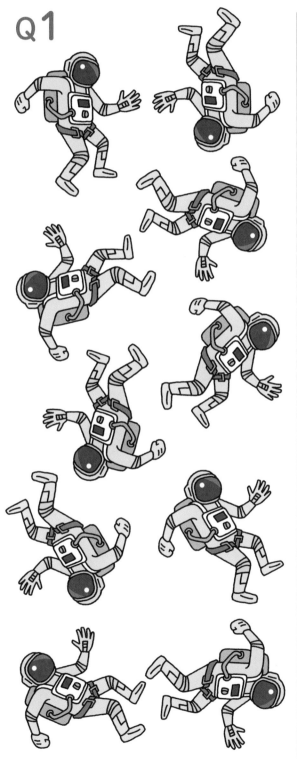

Q2

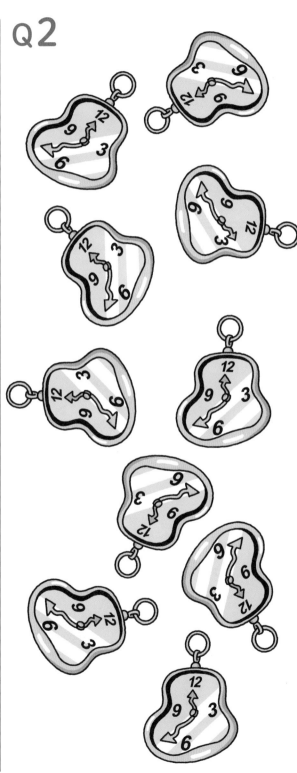

7

解いた日

/

同じ組み合わせはどれ？

A～Fの中に、同じ組み合わせが1組あります。どれとどれか、アルファベットで答えましょう。

▶ 答えは123ページ

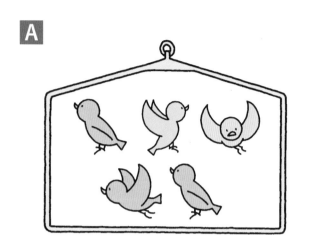

A

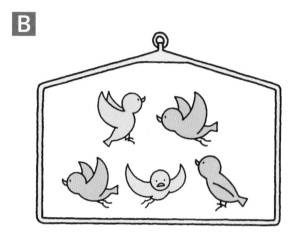

B

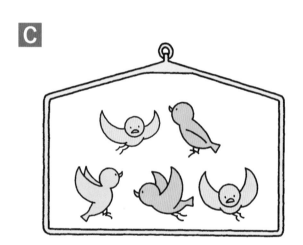

C

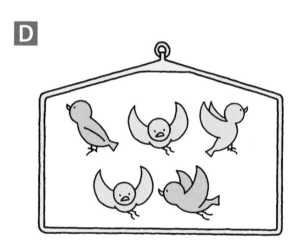

D

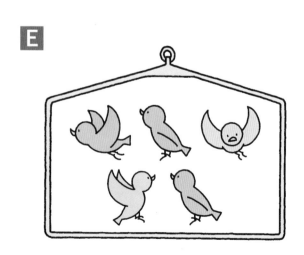

E

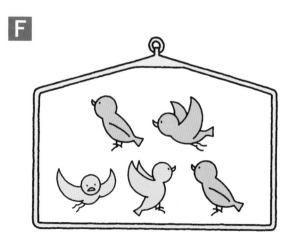

F

違う絵はどれ？

ひとつだけ、ほかとは違う絵が混ざっています。できるだけ早く見つけて、○をつけましょう。

▶答えは 123 ページ

81

違う絵はどれ？

解いた日

／

▶ 答えは **124**ページ

パンダとネコの絵の中に、ほか
とは違う絵がひとつずつ混ざっ
ています。できるだけ早く見つけ
て、○をつけましょう。

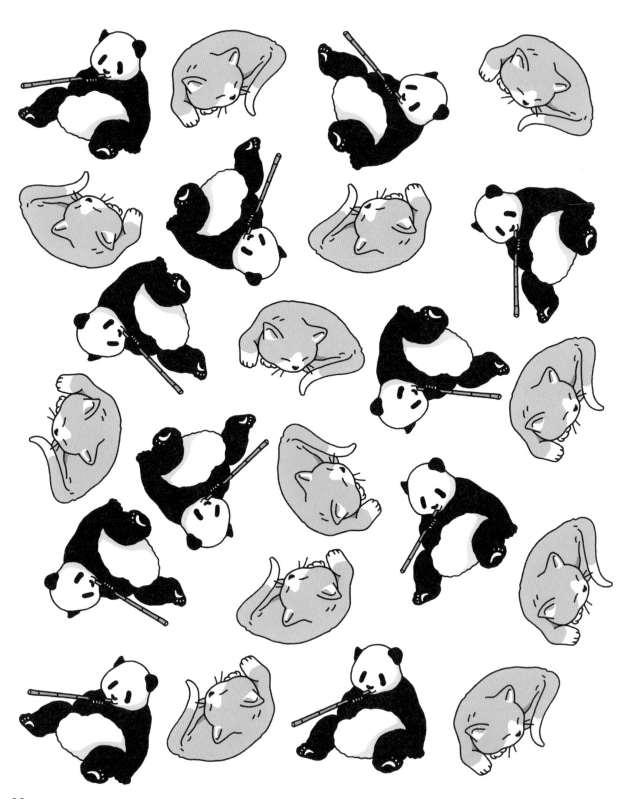

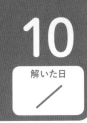

10 同じ絵はどれ？

A～Fの中に、同じ絵が1組あります。どれとどれか、アルファベットで答えましょう。

▶ 答えは 124ページ

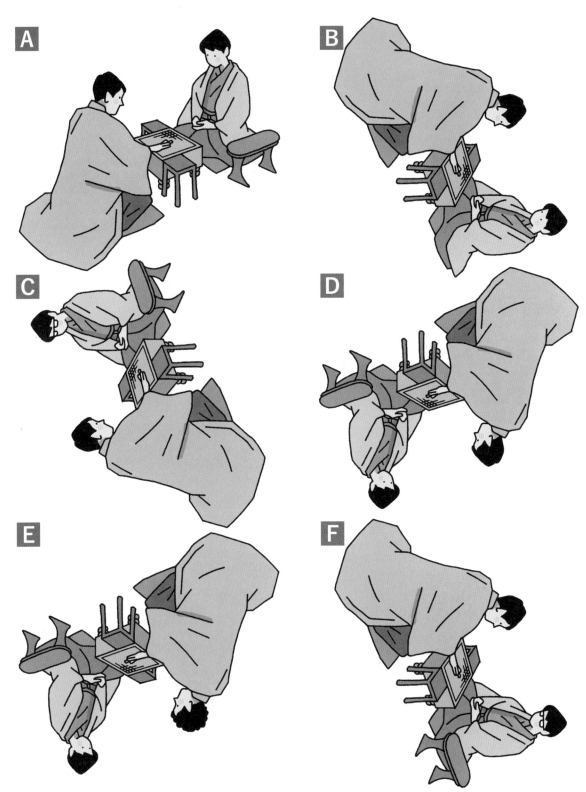

11

同じ絵はどれ?

A～Iの絵の中に、同じ絵が1組
あります。どれとどれか、アルフ
ァベットで答えましょう。

▶ 答えは124ページ

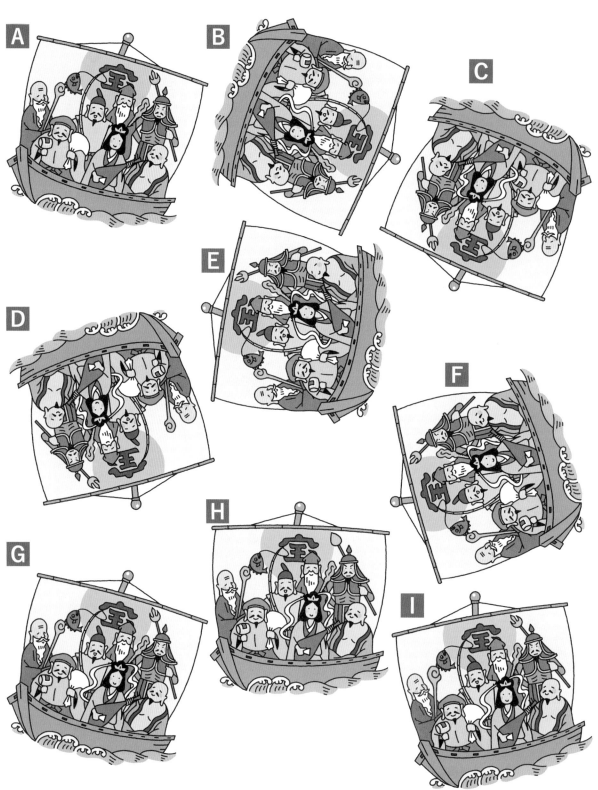

違う絵はどれ？

A〜Fの中にひとつだけ、ほかとは違う絵があります。できるだけ早く見つけて、アルファベットで答えましょう。

▶ 答えは 124ページ

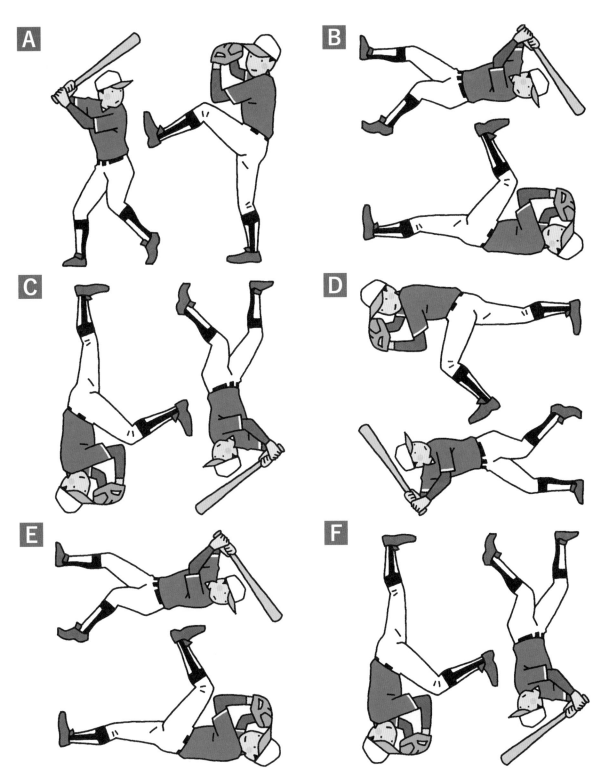

13 同じ組み合わせは どれ？

解いた日
／

A～Fの中に、同じ組み合わせ が1組あります。どれとどれか、 アルファベットで答えましょう。

▶ 答えは 124ページ

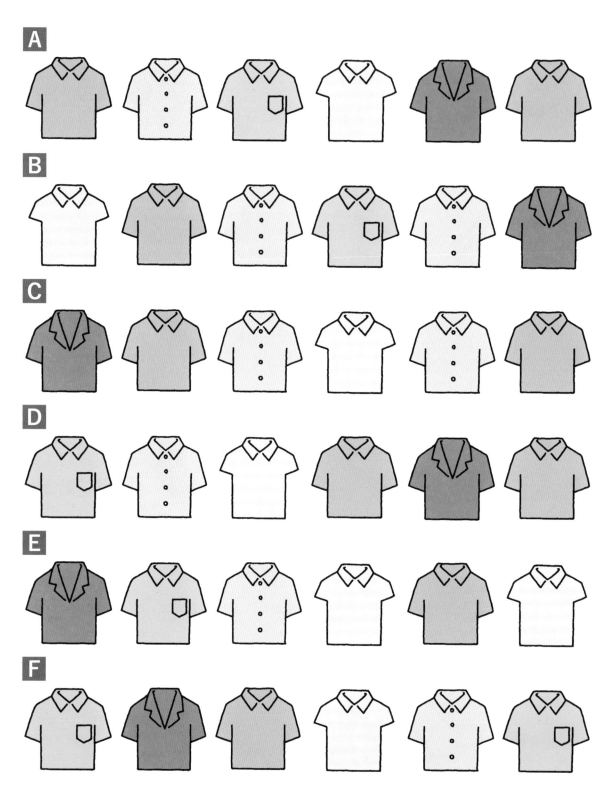

違う絵はどれ？

▶ 答えは 124ページ

ギターを弾く人と歌をうたう人の絵の中に、ほかとは違う絵がひとつずつ混ざっています。できるだけ早く見つけて、○をつけましょう。

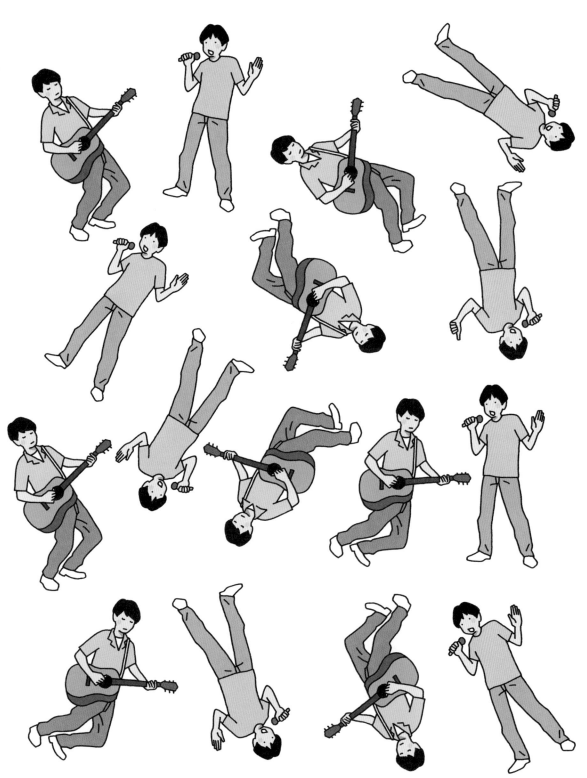

違う絵はどれ？

ひとつだけ、ほかとは違う絵が混ざっています。できるだけ早く見つけて、○をつけましょう。

▶ 答えは124ページ

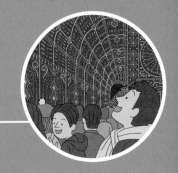

Part 6

年中行事・風物詩

四季の色どりや年中行事を、各地の様子や、
昭和の懐かしい風景で描きました。
空間認知力がより必要になる、
鏡に映したように左右が逆になっている
問題にも挑戦してください。

1

解いた日

　　／

お花見〜弘前さくらまつり（青森県）

間違い **8** か所　▶ 答えは 125ページ　　★左右反転させた絵から間違いを見つける問題です。

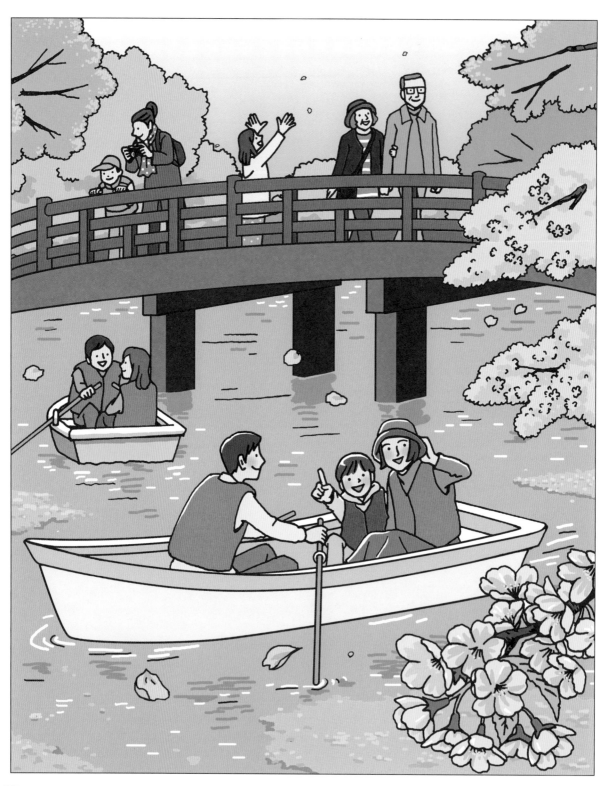

弘前公園（弘前城跡）には2600本もの桜があり、開花の時期に「さくらまつり」が開催される。りんご栽培の技術を生かして管理された桜は枝が多く、ひとつの花芽から4〜5個の花を咲かせるため、圧倒的な花数となる。外堀をピンクに染める花びらは「花筏」と呼ばれ、人気の撮影ポイント。

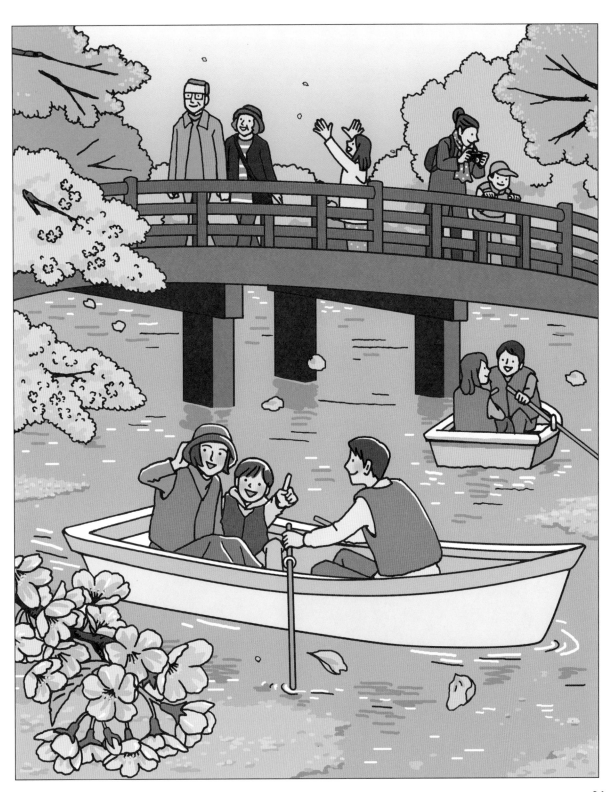

田植え〜昭和の風景

間違い **10** か所 ▶ 答えは 125ページ

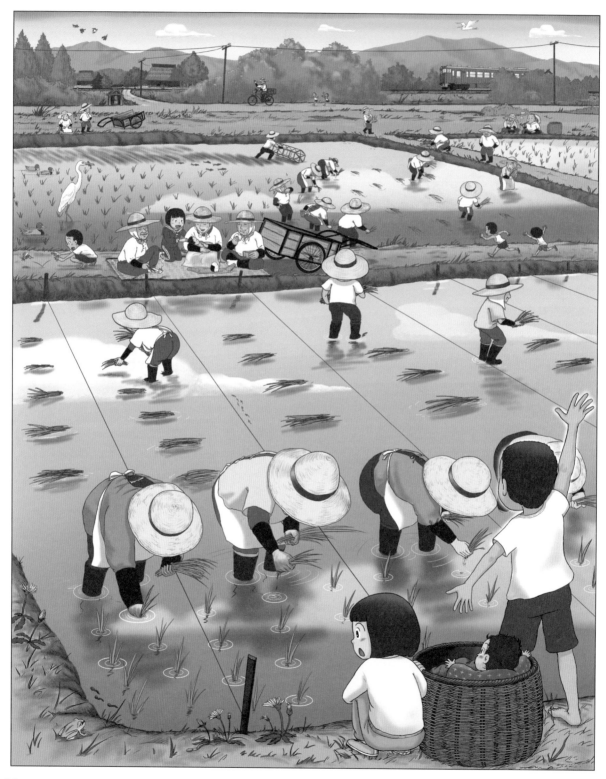

田植え機が普及したのは昭和50年代ころから。それまでは、腰を曲げてひと苗ずつ手で植えていく、たいへんな作業だった。一家や集落を挙げての一大行事で、学校はお休み。おやつタイムや昼食時は楽しいおしゃべりの時間ともなった。当時の田んぼは活気に満ちていたという。

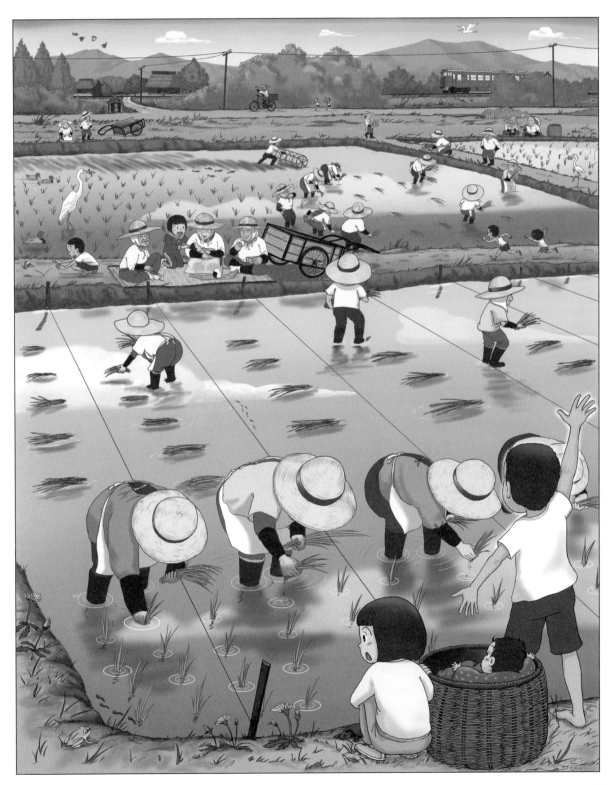

紫陽花寺めぐり～鎌倉（神奈川県）

間違い **8** か所 ▶ 答えは 125ページ　★左右反転させた絵から間違いを見つける問題です。

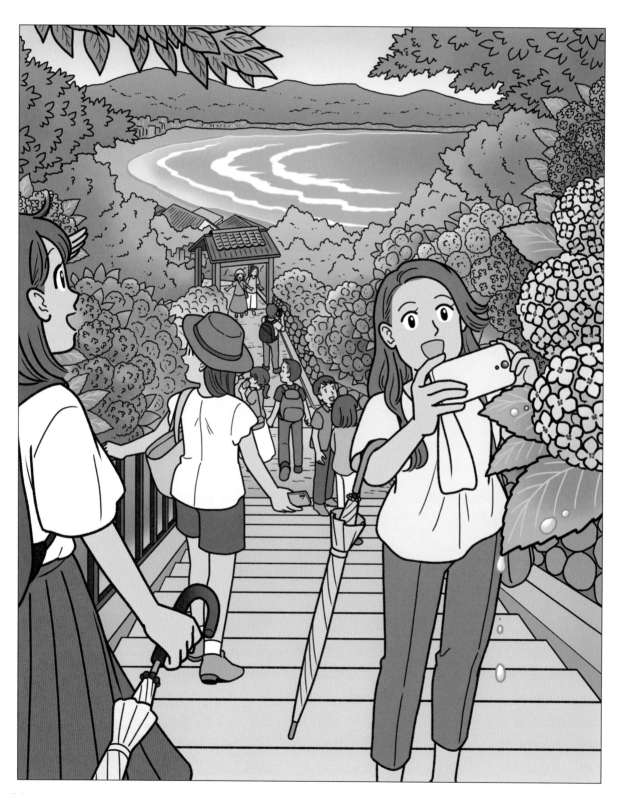

明月院、長谷寺など、古都鎌倉には紫陽花の名所が多くある。「男はつらいよ　寅次郎あじさいの恋」に登場した成就院の海が見える参道も、それらと並ぶ名所だったが、2015年、改修に伴い紫陽花は南三陸町に寄付。東日本大震災の津波で木々が倒れた大雄寺の参道を飾っている。

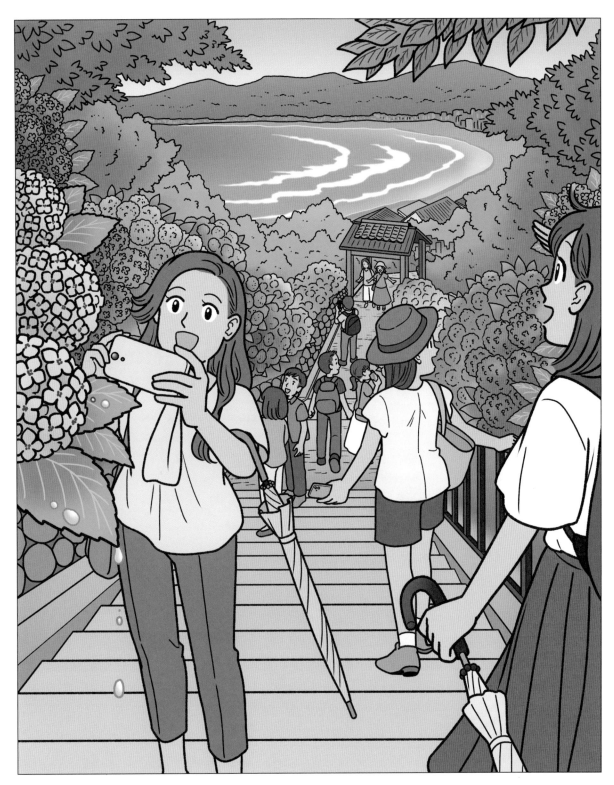

潮干狩り～有明海（福岡県・佐賀県）

間違い **10** か所　▶答えは125ページ

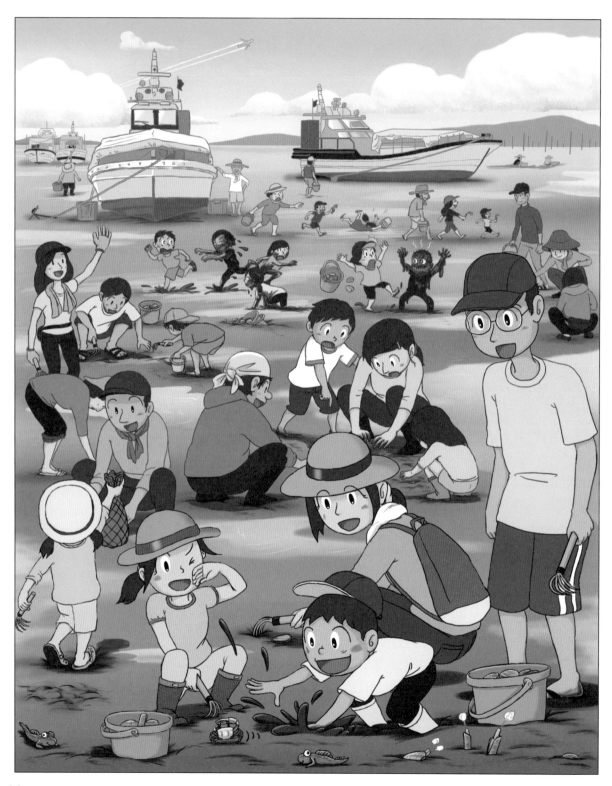

海苔の生産で知られる有明海は、干満差が最大6メートルもあり、干潮時には最大188k㎡もの広大な干潟が現れる。そこでここでは、干潮の前に船で沖へ出て、潮が引くのを待って潮干狩りをする。干潟では、名物のムツゴロウやオスは片方のハサミが大きいカニのシオマネキにも出会える。

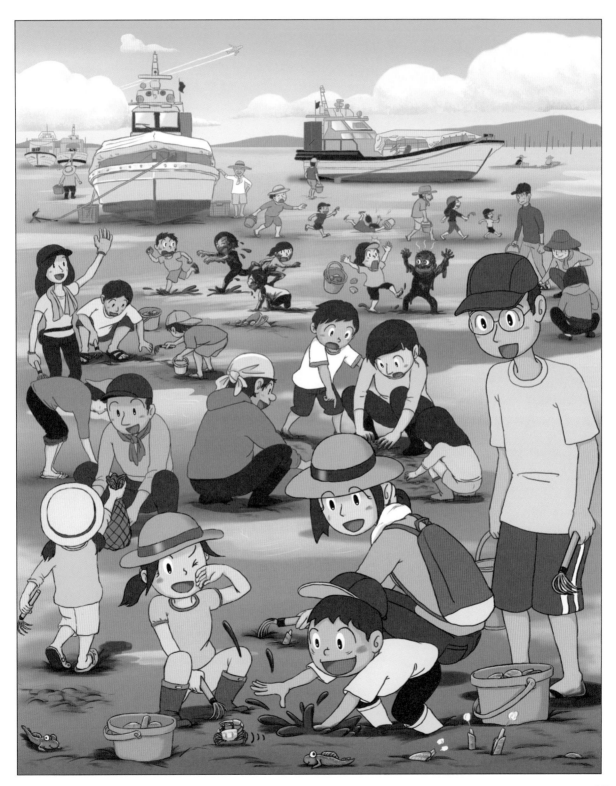

海水浴 ～千里浜なぎさドライブウェイ (石川県)

間違い **10** か所　　▶答えは
126ページ

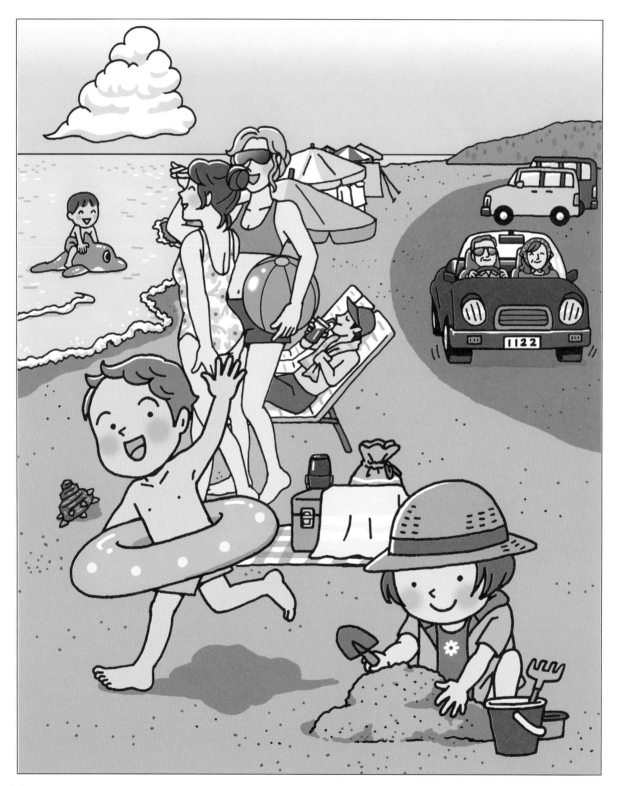

千里浜なぎさドライブウェイは、日本で唯一、車で走れる砂浜の道。能登半島西側のつけ根部分、全長8kmのこの海岸線は、砂のきめが普通の砂の半分程度と細かく、4WDでなくても、大型バスやバイク、自転車でも走ることが可能。夏には海水浴ゾーンもあり、ひときわ賑わう。

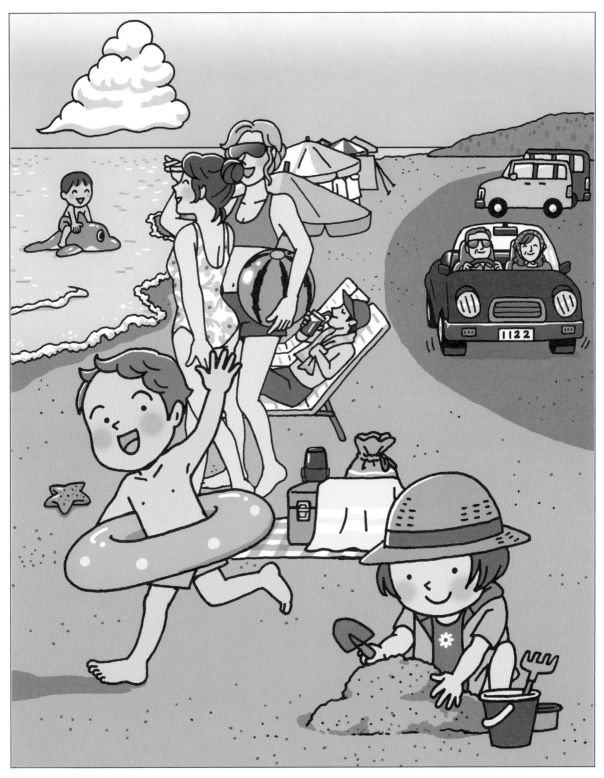

花火大会〜大曲の花火（秋田県）

間違い **8** か所 ▶ 答えは 126ページ ★左右反転させた絵から間違いを見つける問題です。

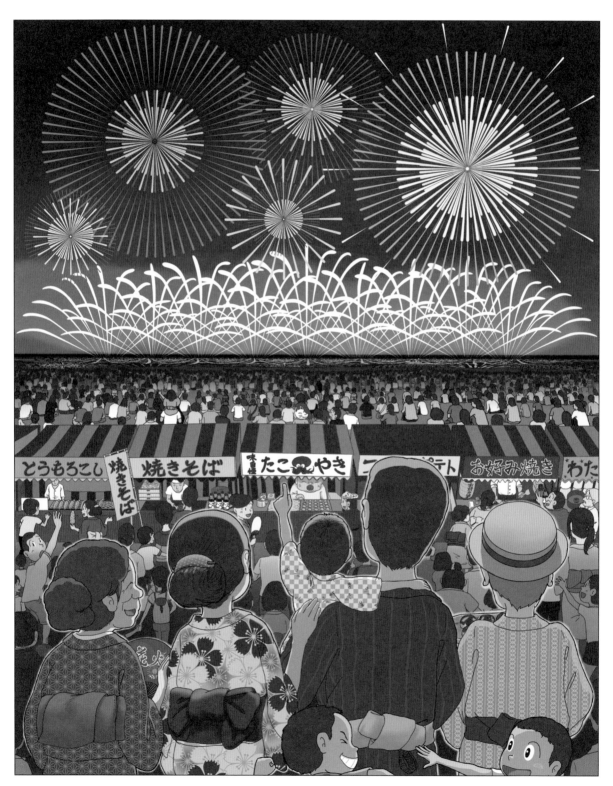

明治43(1910)年から続く全国花火競技大会が「大曲の花火」。雄物川河川敷で行われる日本三大花火大会のひとつで、全国の花火師が腕によりをかけた壮大で華麗な花火を打ちあげる。選抜された28社が優勝の内閣総理大臣賞を競い、打ち上げられる花火は約1万8000発、約75万人もが訪れる。

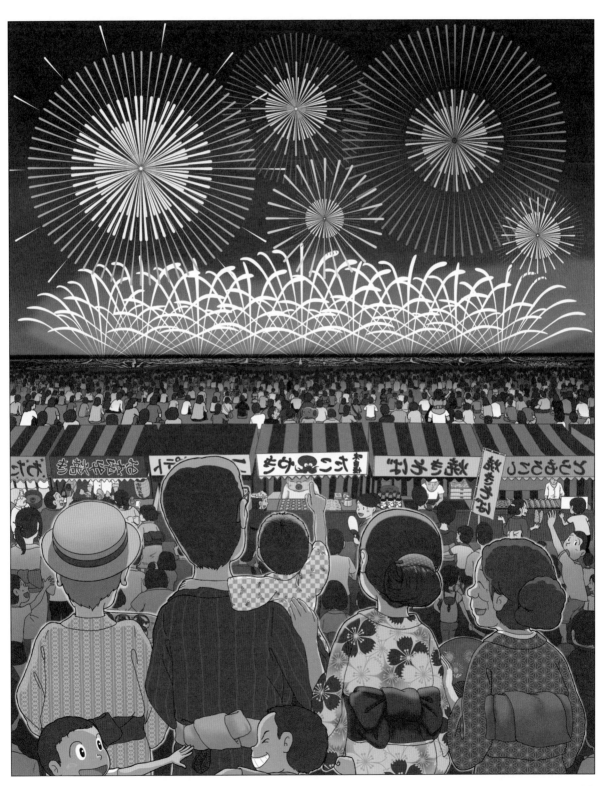

コスモス畑〜能古島（のこのしま）(福岡県)

解いた日
／

間違い **8** か所　▶ 答えは126ページ　★左右反転させた絵から間違いを見つける問題です。

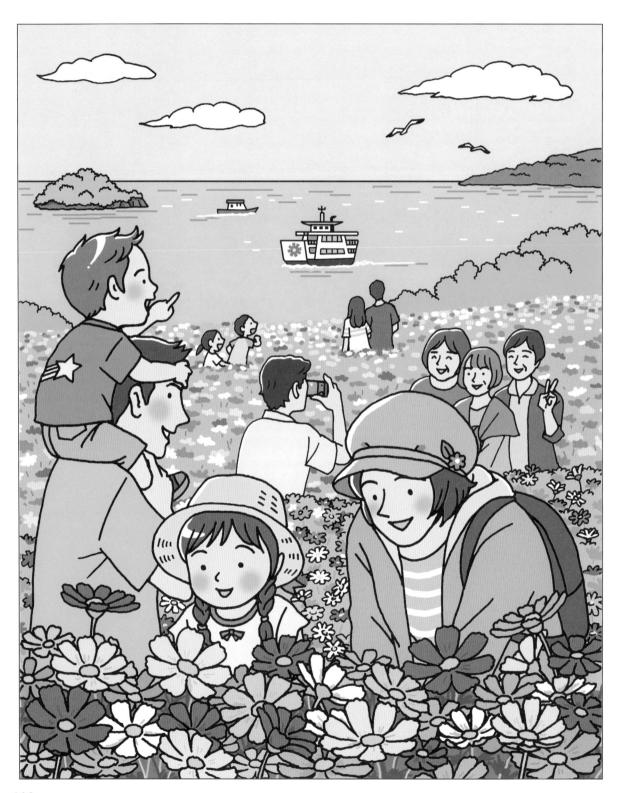

10月、50万本ものコスモスが一面に揺れる能古島は、海の青さとのコントラストが美しく、まさに絶景。能古島は福岡市内の港からフェリーで10分、花の島として知られている。花畑は昭和44(1969)年に誕生したのこのしまアイランドパーク内にあり、四季を通じて鮮やかな花の風景が楽しめる。

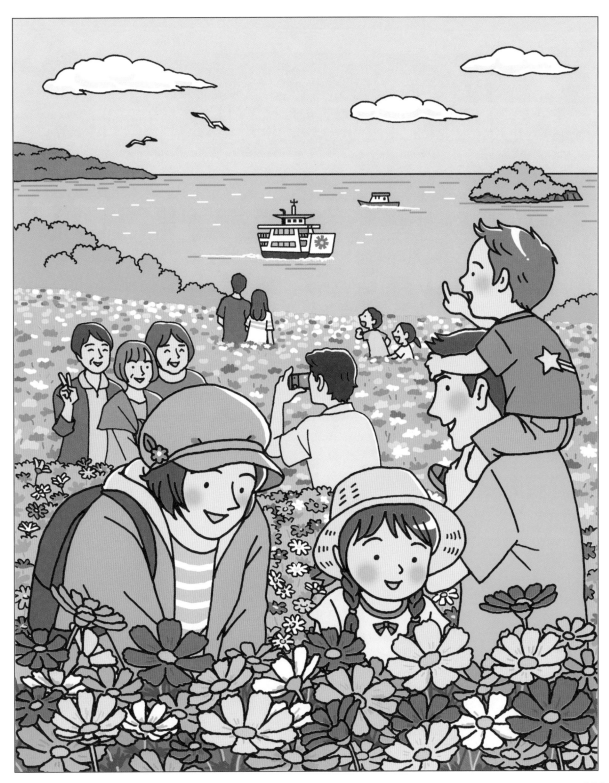

運動会 〜昭和の風景

間違い **10** か所 ▶ 答えは 126ページ

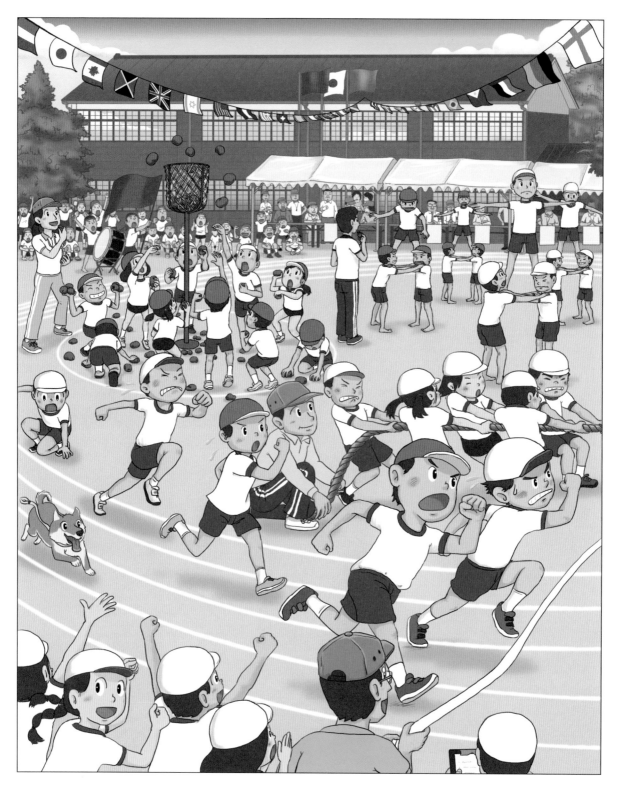

日本初の運動会は、明治7(1874)年に海軍兵学寮で行われた競闘遊戯だというのが定説。その後、初代文部大臣の森有礼が集団訓練として推奨し、全国の学校に広まったという。棒倒し、障害物競走などは明治時代から行われていたが、昨今の事情に合わず、現在は行われることは少ない。

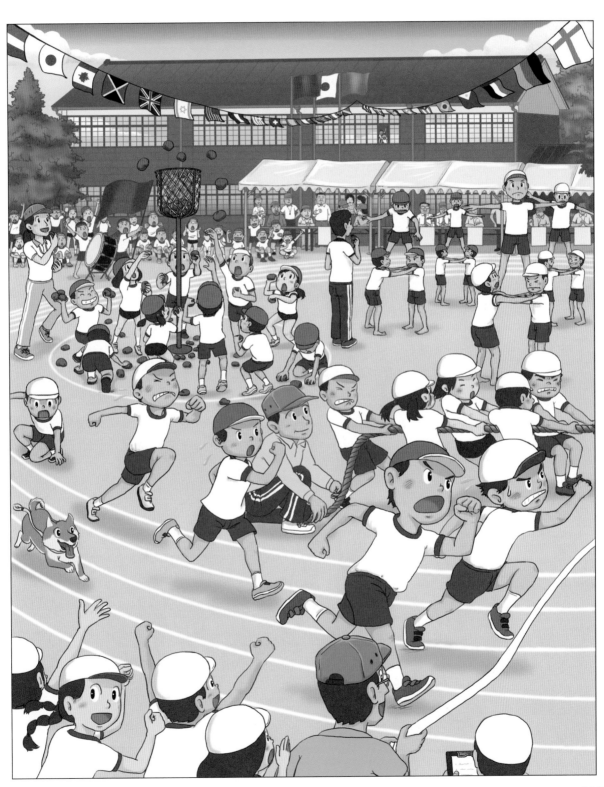

紅葉狩り〜京都

間違い **8** か所 ▶ 答えは **127**ページ　★左右反転させた絵から間違いを見つける問題です。

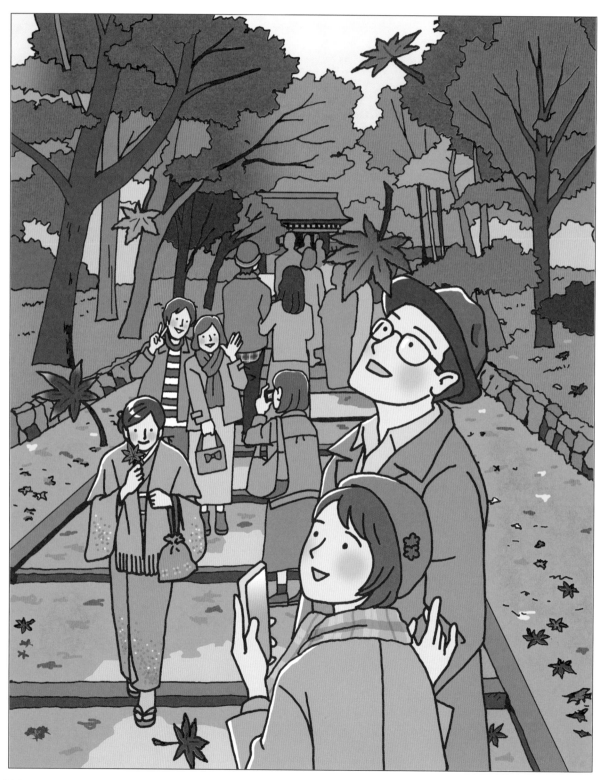

秋も深まるころの京都は朝晩の冷え込みが厳しく、昼との大きな気温差が、鮮やかな紅葉を生み出す要因のひとつ。温暖化の影響で、近年の見ごろは12月。1970〜80年ごろの京都の「紅葉日」※は11月10〜30日だったが、2010年以降は12月10日前後がほとんどだ。

※イロハモミジの大半が色づいた日（気象庁観測）

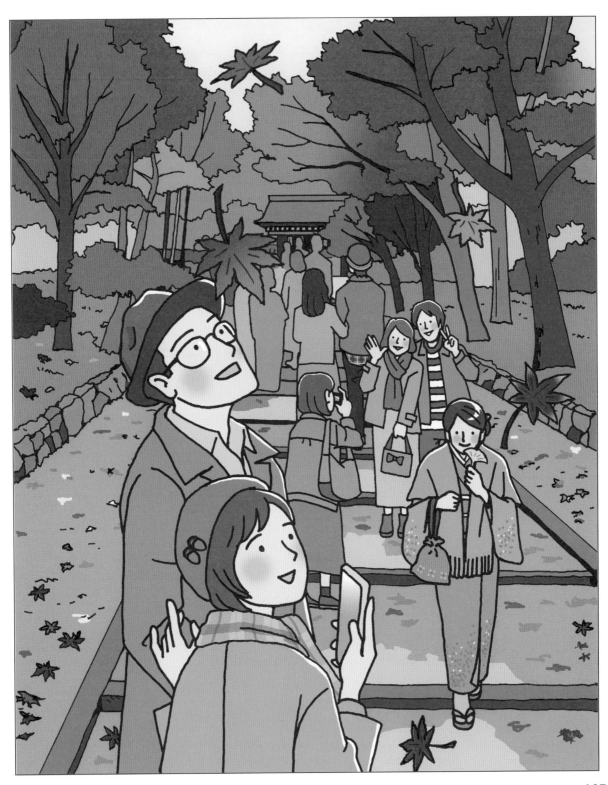

イルミネーション〜神戸ルミナリエ（兵庫県）

間違い **10** か所 ▶ 答えは127ページ

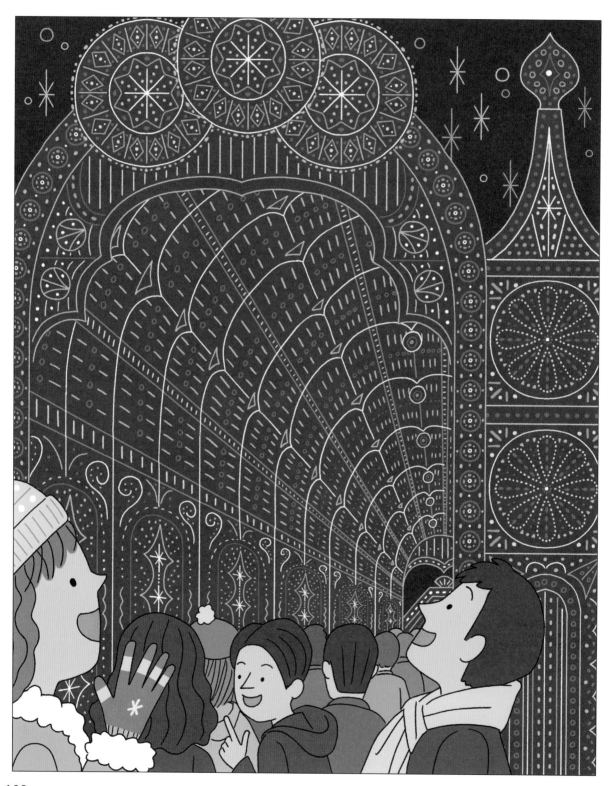

通りや公園などを飾るイルミネーションは、もはや年末の風物詩。神戸ルミナリエは、平成7（1995）年、阪神・淡路大震災の鎮魂と復興の願いを込めて始められ、毎年300万人以上が訪れる。毎年デザインを変える壮大なイルミネーションに癒やされ、勇気づけられる人々も多いだろう。

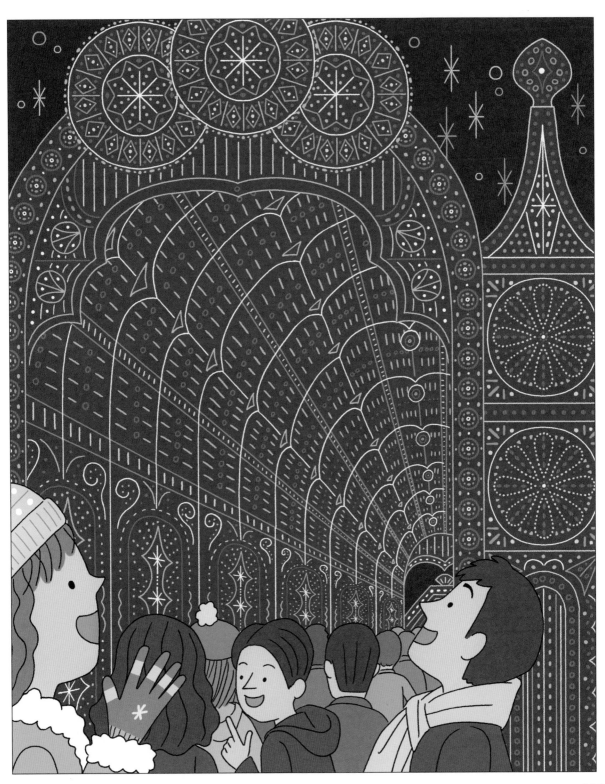

11

解いた日

　／

お正月 〜昭和の風景

間違い **10** か所 ▶ 答えは 127ページ

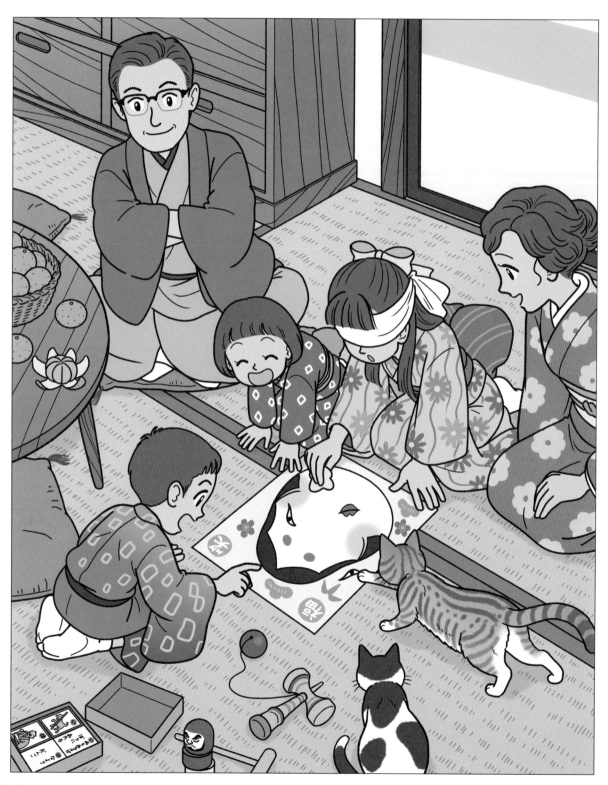

もともと正月とは1月の別称。現在は3日までを三が日、7日までを松の内と呼び、正月はこのころまでを指すように。元日とは1年の最初の日、1月1日のことで、元旦とは元日の朝のことだ。元日には和装でお屠蘇、お雑煮、お年玉…そんな型通りで少し不便な昭和の正月も懐かしい。

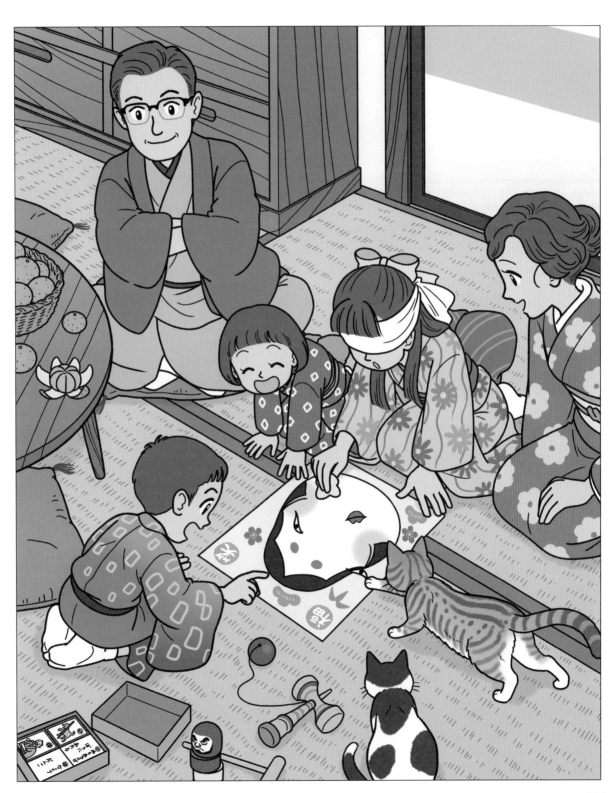

12

豆まき〜成田山新勝寺
（千葉県）

間違い **5** か所 ▶ 答えは **127**ページ

豆まきの歴史は古く、室町時代には行われていた。豆は「魔滅」からきているとされ、まいて邪気を払う。成田山新勝寺節分会では、年男、大相撲の力士、大河ドラマの出演者などが豆をまく。

★左右反転させた絵から間違いを見つける問題です。

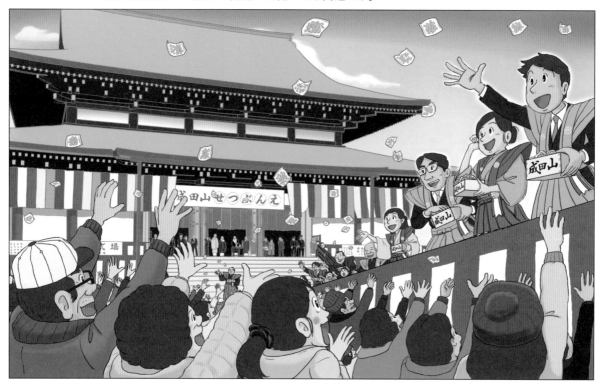

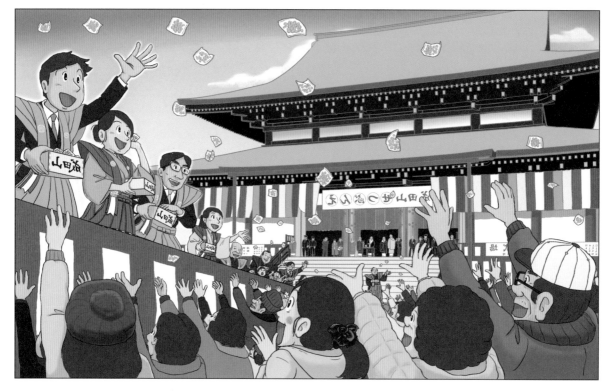

答え

1 [2ページ] **日本の観光地**

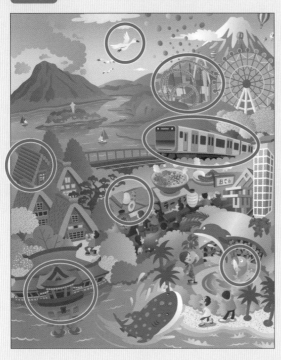

2 [4ページ] **年中行事・風物詩**

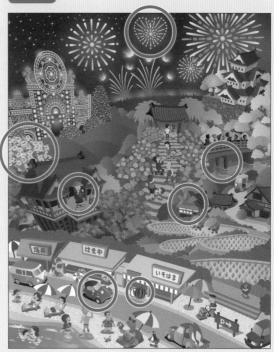

── Part1 日本の観光地をめぐる ──

1 [10ページ] **オホーツク海で流氷見物**

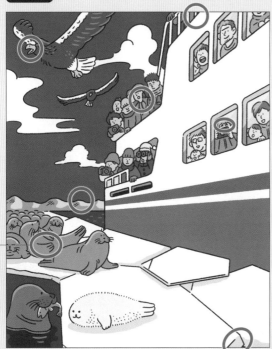

前肢の位置

2 [12ページ] **乳頭温泉**

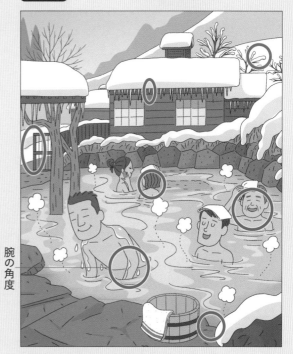

腕の角度

3 ［14ページ］

江戸ワンダーランド日光江戸村

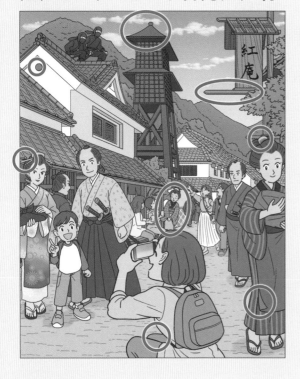

4 ［16ページ］

浅草雷門

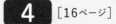
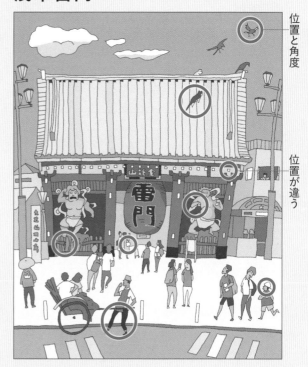

位置と角度

位置が違う

5 ［18ページ］

江ノ電の走る湘南

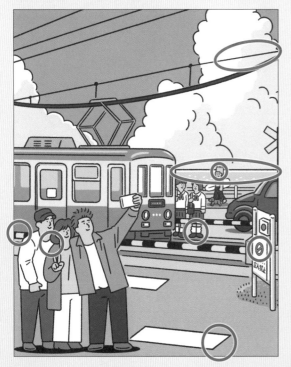

6 ［20ページ］

富士山と富士急ハイランド

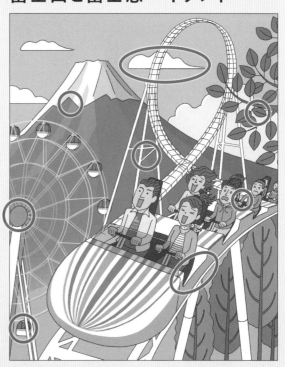

7 ［22ページ］

白川郷

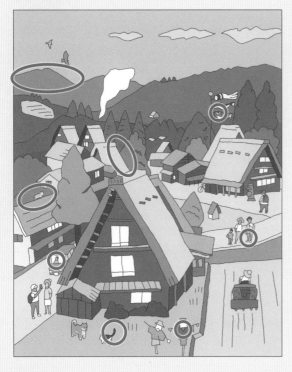

8 ［24ページ］

祇園　花見小路通

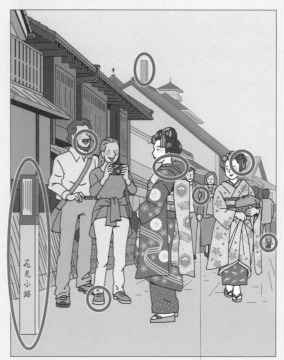

手の位置

9 ［26ページ］

道頓堀　戎橋

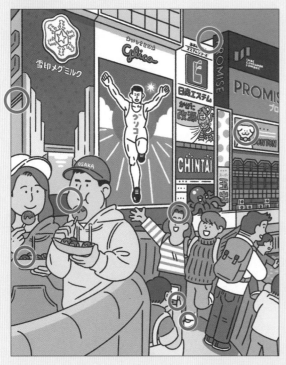

10 ［28ページ］

出雲大社

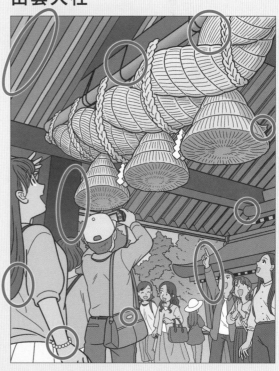

11 ［30ページ］
嚴島神社

大きさ

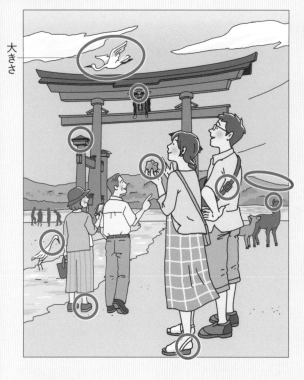

12 ［32ページ］
うどん県で讃岐うどん

スマホの角度

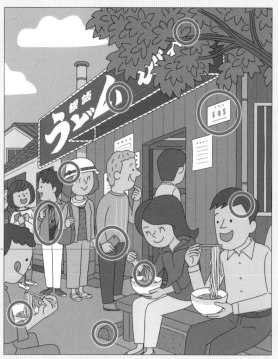

13 ［34ページ］
四万十川の沈下橋

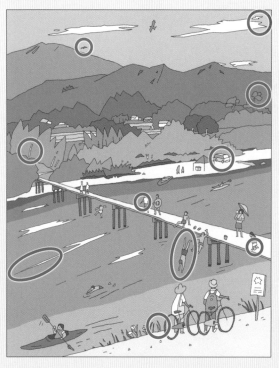

14 ［36ページ］
博多の屋台

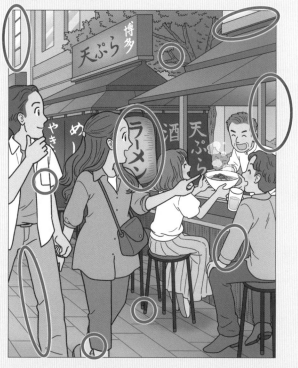

15 [38ページ]
白煙を上げる桜島

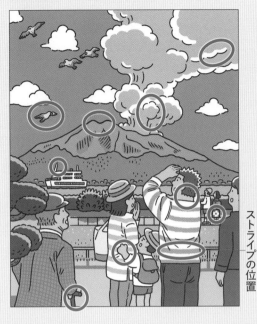

ストライプの位置

16 [40ページ]
美ら海水族館

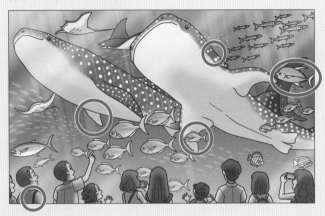

Part 2 江戸の旅

1 [42ページ]
駿河町

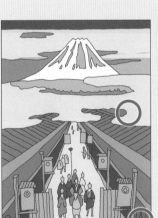

カサの大きさ

2 [43ページ]鎧の渡し

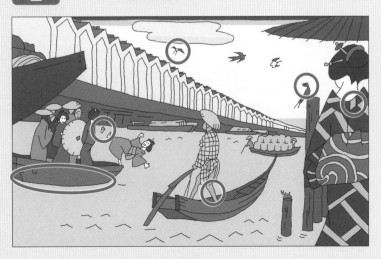

3 ［44ページ］清水観音堂

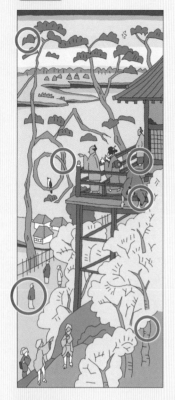

4 ［45ページ］亀戸天神

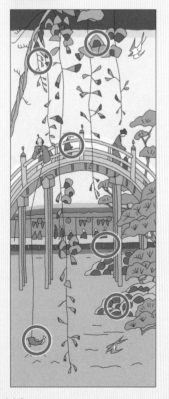

5 ［46ページ］塩尻峠

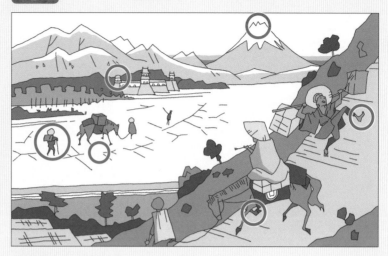

6 ［47ページ］日永の追分

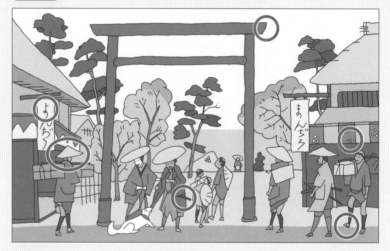

7 ［48ページ］三条大橋

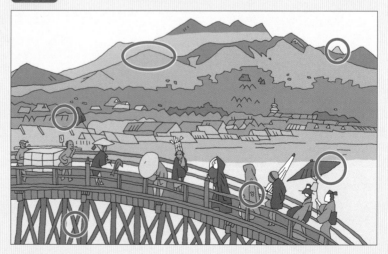

Part3 世界の旅

[50ページ]
1 十分でランタン飛ばし

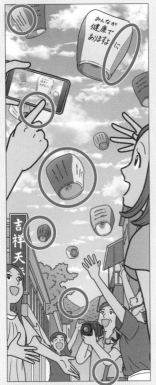

[51ページ]
2 水上マーケット体験

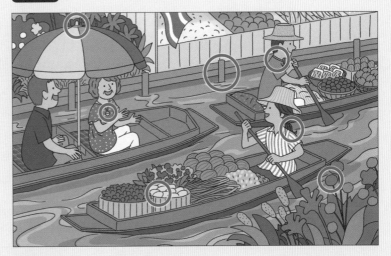

[52ページ]
3 気球でカッパドキア見物

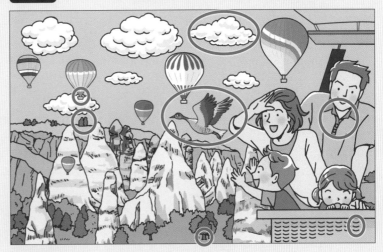

[57ページ]
8 赤の広場でスケート

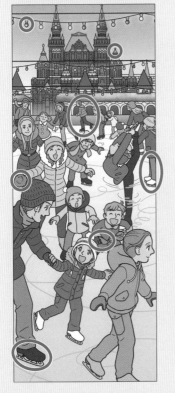

[53ページ]
4 サントリーニ島を散策

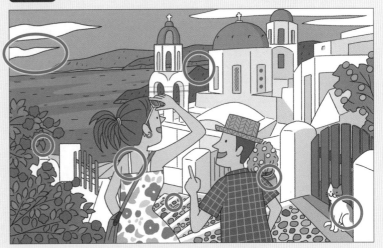

Part 3　世界の旅

5 ［54ページ］**サファリ体験**

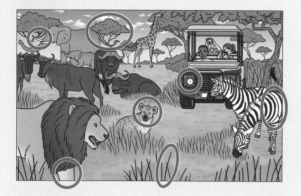

9 ［58ページ］**ナイアガラの滝**

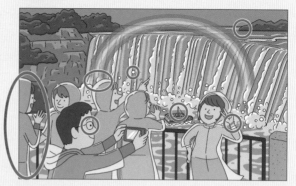

6 ［55ページ］**アビイ・ロードを横断**

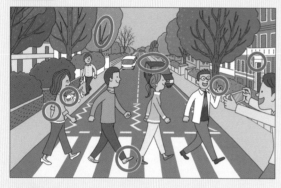

11 ［60ページ］**レインボーマウンテン**

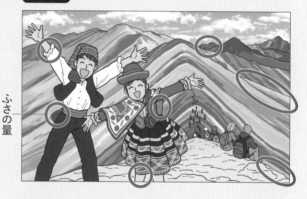

ふさの量

7 ［56ページ］**港町ニューハウン**

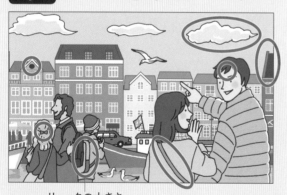

リュックの大きさ

10 ［59ページ］**タイムズスクエア**

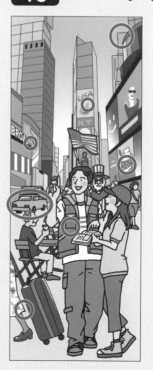

Part4 超面倒な大量間違い探し

1 ［62ページ］
ショッピングモール

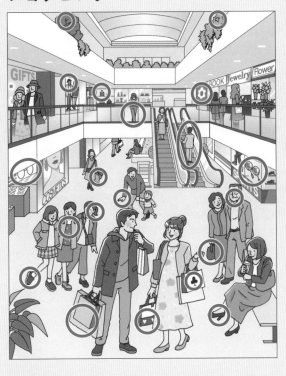

2 ［64ページ］
駅

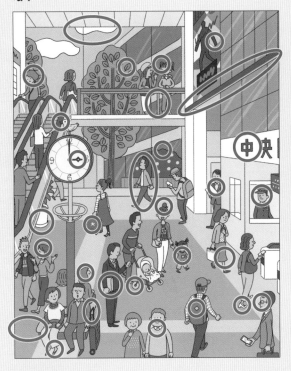

3 ［66ページ］
大相撲観戦

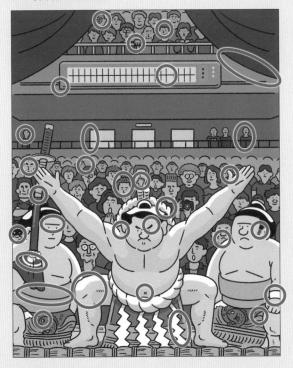

6 ［72ページ］
マルシェ

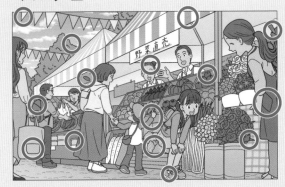

4 ［68ページ］
ビアガーデン

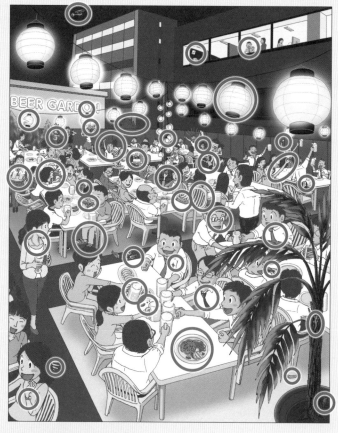

5 ［70ページ］
オートキャンプ

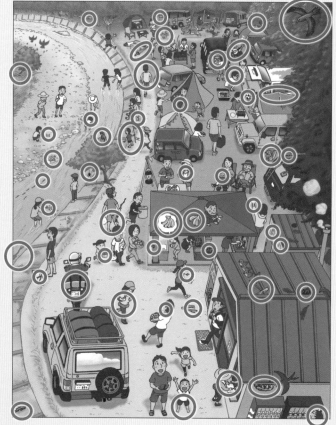

Part5 違う絵探し・同じ絵探し

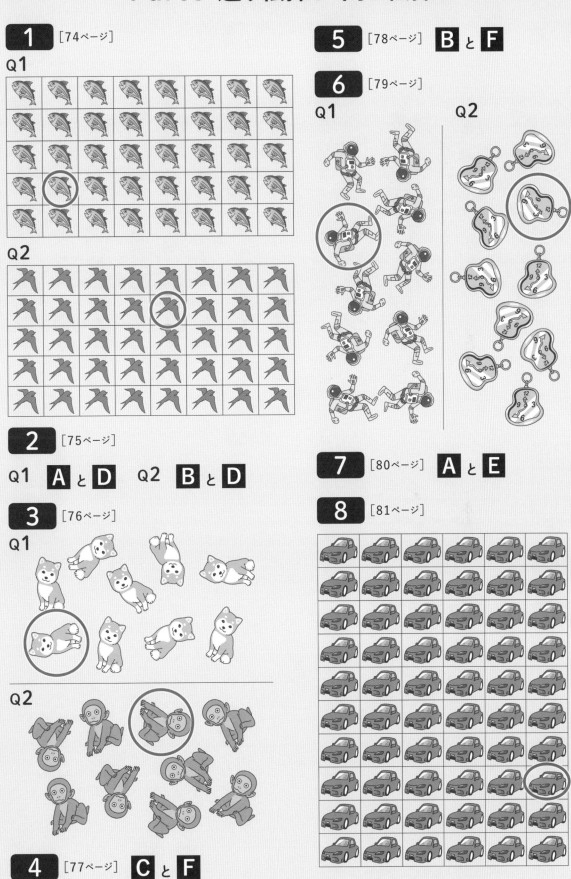

1 [74ページ]

Q1

Q2

2 [75ページ]

Q1 A と D Q2 B と D

3 [76ページ]

Q1

Q2

4 [77ページ] C と F

5 [78ページ] B と F

6 [79ページ]

Q1

Q2

7 [80ページ] A と E

8 [81ページ]

9 ［82ページ］

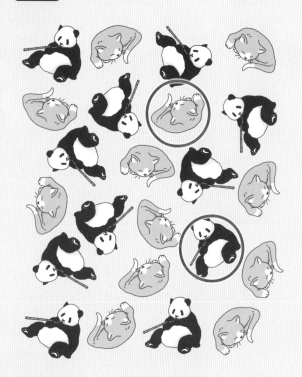

14 ［87ページ］

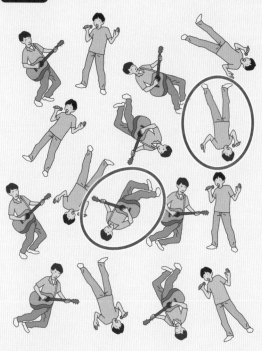

10 ［83ページ］ **C** と **F**

11 ［84ページ］ **B** と **F**

12 ［85ページ］ **D**

13 ［86ページ］ **A** と **D**

15 ［88ページ］

Part6 年中行事・風物詩

1 ［90ページ］
お花見〜弘前さくらまつり

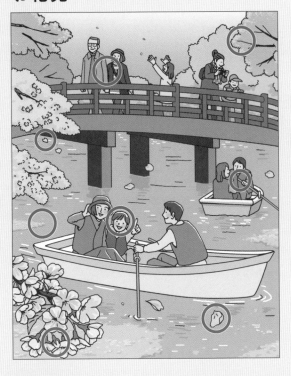

キセルの向き

2 ［92ページ］
田植え〜昭和の風景

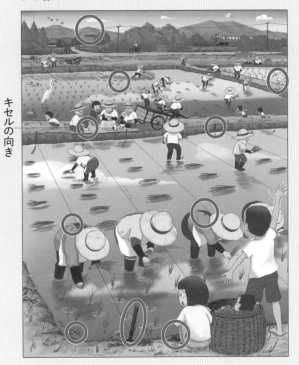

3 ［94ページ］
紫陽花寺めぐり〜鎌倉

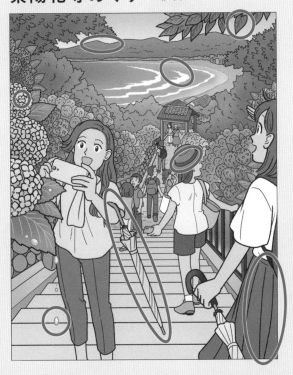

4 ［96ページ］
潮干狩り〜有明海

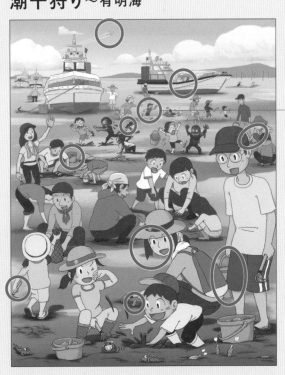

手が逆

5 ［98ページ］
海水浴〜千里浜なぎさドライブウェイ

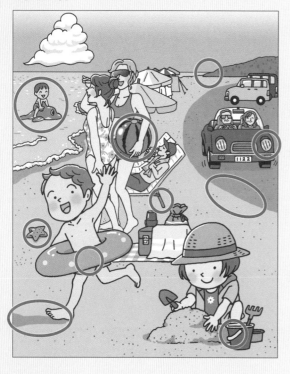

6 ［100ページ］
花火大会〜大曲の花火

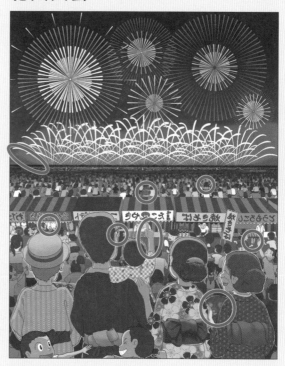

7 ［102ページ］
コスモス畑〜能古島

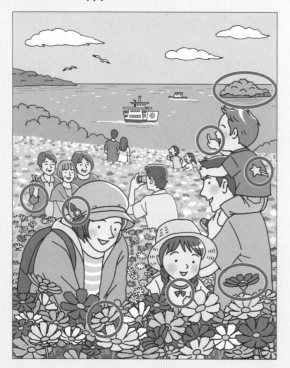

8 ［104ページ］
運動会〜昭和の風景

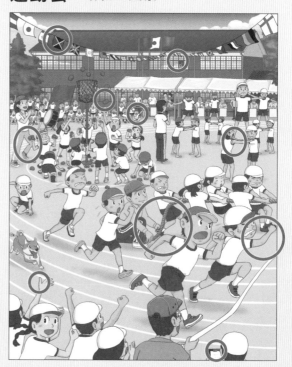

9 ［106ページ］
紅葉狩り〜京都
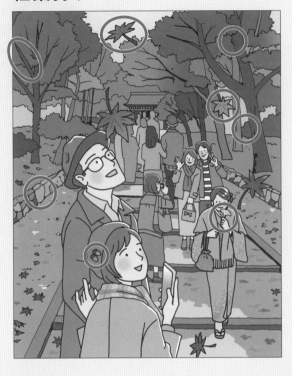

10 ［108ページ］
イルミネーション〜神戸ルミナリエ
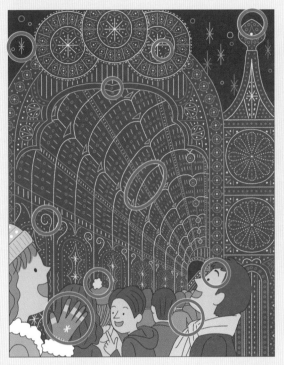

11 ［110ページ］
お正月〜昭和の風景
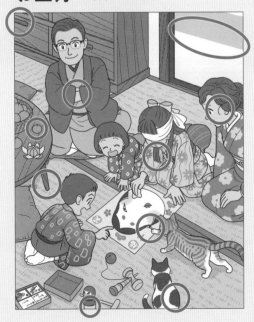

12 ［112ページ］
豆まき〜成田山新勝寺
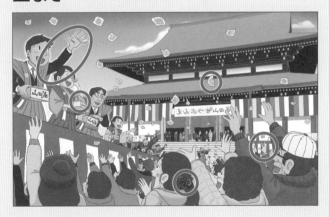

表表紙裏　D

裏表紙裏　A と C

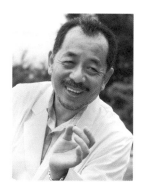

監修 篠原菊紀（しのはらきくのり）

公立諏訪東京理科大学地域連携研究開発機構医療介護・健康工学部門長（応用健康科学、脳科学）。長野県茅野市出身、茅野市縄文ふるさと大使。「学習しているとき」「運動しているとき」「遊んでいるとき」など日常的な場面での脳活動を研究している。テレビ、ラジオ、書籍などの著述、解説、実験を多数務める。監修に『1日5分朝の脳トレ習慣』『脳トレ漢字・熟語ドリル』（ともに小社刊）など多数。

イラスト・問題作成／浅羽ピピ、秋田綾子、小野寺美恵、酒井ヒロミツ、貴木まいこ、FUJIKO、山﨑たかし、山本篤
校閲／藏本泰夫
本文デザイン／井寄友香
DTP／有限会社ゼスト
編集協力／株式会社スリーシーズン（奈田和子、松下郁美）
編集担当／山路和彦（ナツメ出版企画株式会社）

本書に関するお問い合わせは、書名・発行日・該当ページを明記の上、下記のいずれかの方法にてお送りください。電話でのお問い合わせはお受けしておりません。
・ナツメ社webサイトの問い合わせフォーム
　https://www.natsume.co.jp/contact
・FAX（03-3291-1305）
・郵送（下記、ナツメ出版企画株式会社宛て）
なお、回答までに日にちをいただく場合があります。正誤のお問い合わせ以外の書籍内容に関する解説・個別の相談は行っておりません。あらかじめご了承ください。

ナツメ社Webサイト
https://www.natsume.co.jp
書籍の最新情報（正誤情報を含む）はナツメ社Webサイトをご覧ください。

脳がみるみる若返る（のう・わかがえる）
脳トレ間違い探し（のう・まちがい・さがし）

2021年10月1日　初版発行
2024年8月20日　第8刷発行

監修者　篠原菊紀（しのはらきくのり）　　　Shinohara Kikunori,2021
発行者　田村正隆

発行所　株式会社ナツメ社
　　　　東京都千代田区神田神保町1-52　ナツメ社ビル1階（〒101-0051）
　　　　電話 03(3291)1257（代表）　FAX 03(3291)5761
　　　　振替 00130-1-58661
制作　　ナツメ出版企画株式会社
　　　　東京都千代田区神田神保町1-52 ナツメ社ビル3階（〒101-0051）
　　　　電話　03(3295)3921（代表）
印刷所　広研印刷株式会社
　　　　ISBN978-4-8163-7082-3
　　　　Printed in Japan

＜定価はカバーに表示してあります＞　＜落丁・乱丁本はお取り替えします＞
本書の一部または全部を著作権法で定められている範囲を超え、ナツメ出版企画株式会社に無断で複写、複製、転載、データファイル化することを禁じます。